小児科医が知っておきたい

夜尿症のみかた

関西医科大学小児科学講座教授
金子一成 著

南山堂

執筆協力者

石﨑　優子　関西医科大学小児科学講座准教授
辻　　章志　関西医科大学小児科学講座准教授
木全　貴久　関西医科大学小児科学講座講師
大沼　竹紫　関西医科大学小児科学講座大学院生

刊行にあたって

　今から30年以上前，研修医生活を終えた私が初めて大学の小児科外来を担当した日の事です．10歳の夜尿症の男の子が母親に連れられて恥ずかしそうに診察室に入ってきました．母親の話では学校の成績も運動能力もクラスで一番なのに，夜尿があるため引っ込み思案なので何とか夜尿を治して欲しい，ということでした．そのお子さんに三環系抗うつ薬（トフラニール）を処方しました．4週間後に母親に話を聞いたところ，「まったくおねしょをしなくなりました！ 先生，どんなお薬を出してくれたんですか？！ 魔法みたいです！ 本人も大喜びです．」と言われました．その言葉を聞いて私は小児科医としての喜びを感じるとともに，"三環系抗うつ薬で夜尿が治る理由"を科学的に説明してあげられなかったことを恥ずかしく感じました．当時は多くの診療マニュアルに「小児の夜尿症は良性疾患で，原因は不明だが発達の遅れによると考えられる．治療としては三環系抗うつ薬が大半の症例に有効．ただし，作用機序は不明」といったことが記載してありました．

　その後，1990年代に入ってEvidence-based Medicine（EBM）の重要性が叫ばれ，多くの疾患に対して診療ガイドラインが作成されました．夜尿症の診療においても，「夜尿症の子どもには三環系抗うつ薬」という時代は終わり，赤司俊二先生（現・新都心こどもクリニック院長）や帆足英一先生（現・ほあしこどもクリニック院長）らによって診療が体系化されました．すなわち「夜尿症には蓄尿機能の未熟なために起こるタイプ，夜間睡眠中の多尿によって起こるタイプ，そしてその両者の要素を持つタイプがあり，治療はそれぞれのタイプに合わせて行うべきである」という診療方針です．これは病因も作用機序もわからないままに三環系抗うつ薬を処方していた1980年代と比較すると大きな進歩でした．

　しかし一方で，診療の体系化によって私たち臨床医は10〜20％存在する治療抵抗例への対応を余儀なくされることになりました．このような治療抵抗例に対しては，いわゆるプレシジョン・メディシン（Precision Medicine）が必要です．プレシジョン・メディシンという言葉は2015年に当時のアメリカ合衆国大統領のオバマ氏が初めて用いた単語で，直訳は"精密医療"ですが意訳は"個別化医療"です．すなわち，患者の個人レベルで最適な治療方法を分析・選択し行うことです．夜尿症においても，原因となる背景因子

は患者一人一人，異なります．具体的には夜間のタンパクや塩分・水分の摂取量，抗利尿ホルモン薬や抗コリン薬の薬効の個体差，夜間睡眠中の抗利尿ホルモン分泌量，膀胱機能の発達の個人差，患者や親の性格などです．夜尿症におけるプレシジョン・メディシンは，これらの要因を可能な限り探り出し，対処することですが，そのためには，豊富な経験と知識が重要です．診療経験が少ない先生でも夜尿症の小児にプレシジョン・メディシンを行って頂けるよう，本書には，著者の30年に亘る夜尿症診療の知識と経験を余すところなく紹介しました．本書が夜尿症の診療経験のある小児科医や泌尿器科医はもちろんのこと，これから診療してみようと考えておられる先生にとってもお役に立てば幸いです．また本書を読まれてお気づきの点やご意見がございましたら，是非ともご一報いただきたく存じます．

　最後に，本書の編集・出版を担当して下さった(株)南山堂の中尾真由美女史に心より御礼申し上げます．

平成30年春

関西医科大学小児科学講座

金子　一成

目次

知っておきたい夜尿症の基本
～概念，診察，治療～　1

A　夜尿症の基本概念　2
- 1 定義と疫学　2
- 2 病態と病因　3
- 3 分類　4
- 4 自然経過　6

B　夜尿症の診察　11
- 1 夜尿症診療における病歴聴取　11
- 2 夜尿症診療における身体診察　17
- 3 夜尿症診療における検査　19
- 4 夜尿症診療の際の患者と保護者への接し方　21

C　夜尿症の治療　28
- 1 生活指導　30
- 2 生活指導以外の行動療法およびアドバイス　32
- 3 薬物療法　36
- 4 夜尿アラーム療法　43
- 5 その他の特殊な治療　47

Case study 〜診療のすすめかた〜　53

- **Case 1** 小学校入学前の夜尿症児　54
  - ⭐ 生活歴　54
  - ⭐ 検査所見　54
  - ⭐ 診療経過　55
  - ⭐ ポイント　57
- **Case 2** 抗利尿ホルモン療法が著効した小学校低学年児童　60
  - ⭐ 検査所見　60
  - ⭐ 診療経過　60
  - ⭐ ポイント　64
- **Case 3** 夜尿アラーム療法が著効した小学校高学年児童　67
  - ⭐ 検査所見　67
  - ⭐ 診療経過　67
  - ⭐ ポイント　70
- **Case 4** 夜尿アラーム療法と抗利尿ホルモン療法を併用した小学校高学年児童　72
  - ⭐ 検査所見　72
  - ⭐ 治療経過　72
  - ⭐ ポイント　75
- **Case 5** 非単一症候性夜尿症の小学校低学年児童　77
  - ⭐ 検査所見　77
  - ⭐ 診療経過　77
  - ⭐ ポイント　82
- **Case 6** 夜尿症で来院した注意欠如・多動性障害の小学校高学年児童　83
  - ⭐ 初診時の様子　83

🌟 診療経過 …………………………………………………………… 84
　　　🌟 ポイント …………………………………………………………… 88

Case 7　**夜尿症に便秘を伴う小学校高学年児童**　　89
　　　🌟 検査所見 …………………………………………………………… 89
　　　🌟 診療経過 …………………………………………………………… 91
　　　🌟 ポイント …………………………………………………………… 95

Case 8　**治療を中断した難治性夜尿症の小学校低学年児童**　　99
　　　🌟 検査所見 …………………………………………………………… 99
　　　🌟 診療経過 …………………………………………………………… 99
　　　🌟 ポイント …………………………………………………………… 102

付録　夜尿症診療で役立つ資料　　105

　　索引 ………………………………………………………………………… 119

Column

❶ 夜尿症の子どもの覚醒障害 ……………………………………………… 5
❷ 夜尿症の子どもの心理とメンタルヘルスに及ぼす影響 ……………… 7
❸ 心理的な要因によっても夜尿は起こるのか？ ………………………… 18
❹ 夜尿症の子どもに肥満児は多いか？ …………………………………… 20
❺ 夜尿症の子どもの親の気持ちと認識 …………………………………… 24
❻ 抗利尿ホルモン製剤で頭が良くなる？ ………………………………… 38
❼ 夜間覚醒させることの是非 ……………………………………………… 44
❽ 夜尿症に対する補完代替医療 …………………………………………… 48
❾ オムツの使用は是か非か？ ……………………………………………… 59
❿ 抗利尿ホルモン薬の反応が悪い夜尿症の子どもで確認すべきこと …… 65
⓫ 夜尿アラーム療法で起きない子どもを親が起こす必要があるのか？ … 71
⓬ 話題の腸内細菌叢と夜尿症の関連はあるか？ ………………………… 97
⓭ 難治性夜尿症の子どもに対する入院治療 ……………………………… 103

知っておきたい夜尿症の基本
～概念，診察，治療～

A 夜尿症の基本概念　2

B 夜尿症の診察　11

C 夜尿症の治療　28

A 夜尿症の基本概念

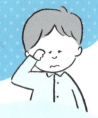

　夜尿は，（夜間）睡眠中に不随意に尿を漏らす現象で，5歳以降で1ヵ月に1回以上の夜尿が3ヵ月以上続く場合には"夜尿症"とされる．有病率は5〜6歳で約20％，小学校低学年で約10％，10歳を超えても5％前後にみられ，中学生になると1〜3％まで減少するが，成人になっても残存する例がまれながらある．

　夜尿の存在は，肉体的にも精神的にも子どものQOL（生活の質　quality of life）を低下させるため，積極的に治療する．積極的な治療で治癒率を高め，治癒までの期間も短縮できる．

定義と疫学

　夜尿とは，（夜間）睡眠中に不随意に尿を漏らす現象であるが，どの程度の夜尿を医学的に夜尿症と定義するかという点については，国や研究者によってさまざまであった．しかし最近，**ICCS**（国際小児禁制学会 International Children's Continence Society）によって「5歳以降で1ヵ月に1回以上の夜尿が3ヵ月以上続くもの」と定義された[1]．また排尿に関する症状，症候を表す用語もICCSによって整理された[2]．

　夜尿症の有病率は就学前の5〜6歳で約20％，小学校低学年で約10％，10歳を超えても5％前後にみられ，中学生になると1〜3％まで減少するが，成人になっても夜尿の残存する例がまれながらある[3]．また性差は約2：1で男児に多い．したがって有病率の高い夜尿症を診察する機会は多いが，直接生命に危急の及ぶ疾患ではないため，安易に「経過観察」あるいは「自然治癒」といった言葉を口にしがちである．しかし夜尿症の子どもとその親は日々の生活の中で悩み傷ついて受診していることが多いため，夜尿症の診療にあたっては本人と親の疑問や不安を

夜尿，夜尿症
　夜間睡眠中の間欠的な尿失禁で，夜間遺尿（nocturnal incontinence）と同義語．昼間の尿失禁の有無やLUTS（下部尿路症状→p.4参照）の有無は問わない．

ICCS（国際小児禁制学会）
　子どもの夜尿，遺尿，遺糞，便秘など，排尿や排便の異常に関する病態や病因，治療法などを研究する世界最大の学術団体である．2016年の年次集会は初めてわが国（京都）で筆者と滋賀医科大学泌尿器科教授の河内明宏先生が会頭となって主催した．

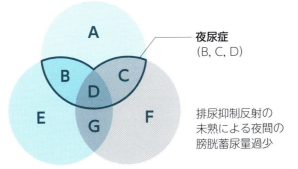

図 1-1　夜尿症の病態と病因

受け止めることが基本である．その上で，夜尿症の病因を理論的に説明し，具体的な対処法を示し，治癒までの見通しを示すことが重要である．診療にあたっては ICCS のガイドライン[4]や日本夜尿症学会が発刊した診療ガイドラインを参考にするとよい[5]．

病態と病因

夜尿の有無は，夜間睡眠中の尿意による覚醒があるか否か，および覚醒のない場合には夜間尿量と膀胱蓄尿量のバランスが適切か否か，で決定される（図 1-1）．すなわち覚醒閾値が高くても（覚醒障害），夜間尿量と膀胱蓄尿量のバランスが適切（夜間尿量＜膀胱蓄尿量）であれば夜尿は起こらないし（図 1-1 の"A"），夜間尿量が多くても（**夜間多尿**）覚醒閾値が低ければ覚醒してトイレで排尿する（**夜間頻尿**）ので夜尿には至らない（図 1-1 の"E"）．また膀胱蓄尿量が過少でも夜間尿量がそれ以下（夜間尿量＜膀胱蓄尿量）であれば夜尿はみられない（図 1-1 の"F"）．さらに夜間多尿と膀胱蓄尿量過少で，夜間尿量と膀胱蓄尿量のバランスが不適切であっても（夜間尿量＞膀胱蓄尿量），覚醒してトイレで排尿できれば夜尿には至らない（図 1-1 の"G"）．実際，子どもでも約 10％は夜間に覚醒排尿がみられる．このような理論に基づいて，夜尿症の病因は「覚醒障害を基盤として，夜間多尿や排尿筋過活動（排尿抑制反射の欠如）による膀胱蓄尿量過少が加わって起こる（図 1-1 の"B"，"C"，"D"）」と考えられ

夜間多尿
夜間の尿量が期待膀胱容量（→ p.43, 63 参照）の 130％を上回るもの．

夜間頻尿
5 歳以降の子どもで夜間，尿意で覚醒するもの．

ている[6]．覚醒障害について，従来は「睡眠深度が深いために覚醒できない（覚醒閾値が高い）」と考えられていたが，最近の報告では，「自律神経機能異常などに起因する睡眠の質の低下」と考えられている[6]（Column ❶）．また夜間多尿の原因としては就眠中の**抗利尿ホルモン**の分泌量の低下が想定されているが，実際に多尿を呈している患者は半数未満である[6]．抗利尿ホルモン分泌低下以外の夜間多尿の原因としては，尿中カルシウムやナトリウムの排泄量増加や腎糸球体濾過率増加などの関与を示唆する報告がある[7]．排尿抑制反射の未熟による**排尿筋過活動**については睡眠中の尿流動態検査で夜尿の際に膀胱の収縮頻度が増加していることが確認されている．この理由としては，夜尿症の子どもは対照群と比較して神経発達の遅れがみられることから，排尿抑制機構に関係する中枢神経系の発達の未熟性によるものが推測されている[8]．

夜尿症は家族集積性が強く，両親のいずれかに夜尿の既往のある場合，子どもが夜尿症となる確率は5～7倍高まり，両親ともに夜尿症の既往がある場合には，その確率は約11倍高まる[7]．夜尿に関係する遺伝子としてENUR1（13q13-q14.3），ENUR2（12q13-q21），およびENUR3（22q11）といった遺伝子が報告されているが，単一の原因遺伝子は特定されていない[7]．

3 分類

夜尿が消失していた期間が6ヵ月以上あるにもかかわらず，再び夜尿が認められる症例を二次性夜尿症，そうでない症例（夜尿が消失したことがないか，あったとしてもその期間が6ヵ月未満の場合）を**一次性夜尿症**という[7]．一次性は75～90％，二次性は10～25％の頻度と考えられている．この分類においては夜尿の消失していた年齢や夜尿に対する治療の有無は問わない．二次性夜尿症の患者は，精神的ストレス（両親の離婚など）や精神疾患の併存率が高い．また基礎疾患を有する可能性があるので，問診や身体所見，検査で鑑別を行う必要がある．また**LUTS**（下部尿路症状 lower urinary tract symptoms）の合併の有無によって**MNE**（単一症候性夜尿症 monosymptomatic nocturnal enuresis）と**NMNE**（非単一症候性夜尿症 non-monosymptomatic nocturnal enuresis）に分類することがある[7]．前者はLUTSを合併し

抗利尿ホルモン

ヒトを含む多くの動物でみられるペプチドホルモン．ヒトの抗利尿ホルモンはAVP（arginine-vasopressin）であり，視床下部で合成され，脳下垂体後葉から分泌される．血中に分泌されたAVPは腎臓の集合管のV₂受容体に作用してアクアポリン2を管腔側に移行させることにより水の再吸収を促進する．夜尿症に対する抗利尿ホルモン療法には，AVPの誘導体である酢酸デスモプレシン（1-deamino-8-D-arginine-vasopressin：DDAVP）を製剤化したものが用いられる．

排尿筋過活動

排尿時膀胱尿道造影の造影剤注入時に排尿筋の収縮がみられる場合にこのように呼ぶ．

一次性夜尿症

夜尿が6ヵ月以上，消失したことがないか，あったとしてもその期間が6ヵ月未満の場合．夜尿症全体の75～90％を占める．

LUTS（下部尿路症状）

膀胱の機能は大きく蓄尿機能（尿を溜める）と排尿機能（溜まった尿を体外へ排泄する）に分けられるが，このいずれかの機能に異常が生じた際に現れる諸症状のこと．

MNE（単一症候性夜尿症）

膀胱機能異常に起因するLUTSを伴わない夜尿症．夜尿症患児の約75％を占める．

ないもので約75％を占め，後者はLUTSを合併するもので約25％を占める．LUTSとされる症状としては，1) 排尿頻度が過多(1日8回以上)または過少(1日3回以下)であること，2) 昼間尿失禁があること，3) 尿意切迫があること，4) 遷延性排尿(排尿開始困難)があること，5) 腹圧をかけて排尿すること，6) 微弱尿線であること，7) 断続排尿であるこ

NMNE（非単一症候性夜尿症）
膀胱機能異常に起因するLUTS(→p.4参照)を伴う夜尿症．夜尿症患児の25％程度を占める．

Column 1 夜尿症の子どもの覚醒障害

多くの夜尿症の子どもは夜尿のない同年齢の子どもと比べて睡眠からの覚醒が困難であり覚醒の閾値が高い[1]．最近の研究では，夜尿症の子どもの覚醒障害は深い睡眠に起因するものではなく，質の悪い睡眠(寝返りを多く打ち，手足をよく動かす，いわゆる"寝相が悪い"睡眠)であり，そのため尿が膀胱に充満した際に中枢神経系を介して起こるべき排尿抑制反射が起こらず夜尿を呈すると考えられている[2]．すなわち，夜尿のない子どもでは，夜間睡眠中に膀胱が尿で充満し，その刺激が膀胱上皮から脊髄求心路や中脳中心灰白質を経て橋の排尿中枢(青斑核)を介して大脳へ伝わると前頭前野などの高位蓄尿中枢が排尿を抑制するシグナルを発するため尿失禁を起こさない．この橋に存在する排尿中枢の一部をなす青斑核は，同時に覚醒を司る中枢でもあるため，夜尿症の子どもの多くに覚醒障害が認められるものと推測されている．しかし実際に覚醒障害が夜尿症の原因となっているのか，あるいは夜尿症の子どもは中枢の責任病変が近いために覚醒障害を合併しやすいのかという点については不明である．そこで筆者らは，両者の関係を明らかにする目的で非接触型家庭用睡眠計(HSL-102-M，オムロン社製)を用いて夜尿症の子どもの睡眠の質を調査した．その結果，夜尿症の子どもにおいては夜尿のない子どもに比べて睡眠の質の低下を認めた．さらに標準的な夜尿症の治療(行動療法，夜尿アラーム療法，抗利尿ホルモン療法)で夜尿の改善を認めた後も，睡眠の質は改善しなかった[3]．夜尿症に対する治療によって夜尿が改善しても覚醒障害は改善しなかったことから，筆者は夜尿症と覚醒障害は因果関係があるのではなく，単に併存症であると考えている．この分野は現在，夜尿症研究で最も注目されている．

文献
1) Cohen-Zrubavel V, Kushnir B, Kushnir J, et al.：Sleep and sleepiness in children with nocturnal enuresis. Sleep, 34：191-194, 2011.
2) Dhondt K, Van Herzeele C, Roels SP, et al.：Sleep fragmentation and periodic limb movements in children with monosymptomatic nocturnal enuresis and polyuria. Pediatr Nephrol, 30：1157-1162, 2015.
3) Tsuji S, Takewa R, Ohnuma C, et al.：Nocturnal enuresis and poor sleep quality. Pediatr Int, 60：1020-1023, 2018.

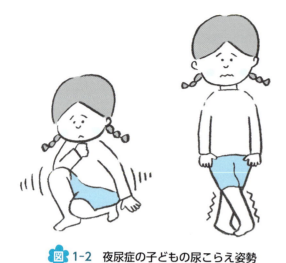

図 1-2　夜尿症の子どもの尿こらえ姿勢

と，8）尿こらえ姿勢（図 1-2）をすること，9）残尿感があること，10）排尿後のちびりがあること，11）外性器や下部尿路の疼痛があること，などがあげられている[7]．

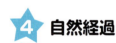 自然経過

　夜尿症の子どもの親のみならず，「夜尿症は放っておいても自然に治るから，治療は不要」と考えている小児科医や泌尿器科医も少なくない．実際，小学生の夜尿症は1年で約15％の自然治癒を認める[3]．図 1-3[9]には重症度（頻度）別に各年齢の夜尿症の有病率を示した．この図でも明らかなように，多くは成長とともに治癒するものの，0.5％から数％は成人へと移行している．特に毎晩夜尿がある子どもでは成人まで移行するリスクは高い．また夜尿症の既往を有する子どもは成人になって切迫性尿失禁など，別の膀胱機能障害を発症するリスクが高いという報告も近年なされている[10]．しかし夜尿症の子どもに生活指導を含む行動療法などを行うと，自然治癒率に比べて1年後の治癒率を3倍程度高めることができ，治癒までの期間も短縮できる[3]．

　夜尿症はメンタルヘルスにも悪影響を及ぼす．すなわち夜尿によって自尊心が著しく低下するため，友人からのいじめやそれによる不登校，ひいては学力低下や無気力といった二次障害を招く．その結果，進学を

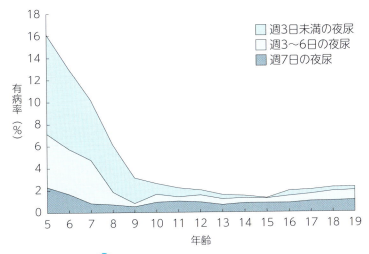

図 1-3　夜尿の頻度と有病率の推移

(Yeung CK, et al.：Differences in characteristics of nocturnal enuresis between children and adolescents：a critical appraisal from a large epidemiological study. BJU Int, 97：1069-1073, 2006.)

含めたその後の人生や精神神経疾患，家族関係にも影響する(**Column ❷**)．このように夜尿症が解消しないことは，肉体的にも精神的にも患者のQOLを低下させるため，ICCSも夜尿症の子どもを積極的に治療することの重要性を強く唱えている．

夜尿症の子どもの心理とメンタルヘルスに及ぼす影響

　夜尿症は，放置しても進行することはなく，また生命に危険が及ぶこともないが，QOLが著しく低下し，メンタルヘルスにも悪影響をきたすQOL疾患である．オランダのアンケート調査によれば，夜尿によって子どもが受ける精神的ダメージは，いじめによるものよりも大きいという[1]．夜尿症の子どもは朝から憂うつな気分で登校するという毎日を繰り返している．すなわち夜尿をしないように自分に言い聞かせて就寝したにもかかわらず夜尿をしてしまい，自分の体をコントロールできなかったことへの無力感，きょうだいから嘲笑されることによる自信喪失，そして両親に迷惑をかけているという自責の念を毎朝感じ，「自分はダメな人間だ」という烙印を自身に押してしまう．こういった日常を繰り返すことは自尊心の著しい低下を招く[2]．具体的には，夜尿症のない子どもでは50％以上

が高い自尊心をもっているのに対して，夜尿症の子どもではわずか30％程度しかもてていない[3]．また夜尿による日常のイライラの蓄積は患者を萎縮させ，友人と対等の立場をとることができなくなっていく．こうした状況は，いじめや不登校，さらには学力低下，無気力といった二次障害を招き学校生活の質を低下させる．

香港で16～40歳の成人を対象に行われた疫学調査では，夜尿症の既往をもつグループは夜尿症の既往のないグループに比べて高等教育過程への進学率は有意に低く，またうつ病や睡眠障害の罹患率が高いことが示されている[4]．またニュージーランドで実施された長期追跡研究でも，夜尿症が長期化し10歳以降まで夜尿が継続した子どもでは，5歳までに夜尿症が消失した子どもよりも青年期に問題行動や不安感などをかかえるリスクが高いことも示されている[5]．さらに夜尿症は患者の家族のQOLや心理面にも悪影響を及ぼすことが報告されており[6]，その結果，患者と家族の人間関係にも支障をきたすことも少なくない．このように夜尿症によって引き起こされるQOLの低下は，進学を含めたその後の人生や精神神経疾患，家族関係にも影響する．

現在，わが国では夜尿症の患者は約80万人いると推定されているが，その半数以上は医療機関を受診していないと考えられている．夜尿症はある程度（年間約10～15％），自然治癒する疾患であるが，行動療法や積極治療によって1年後の治癒率を50％近くにまで引き上げることが可能である．夜尿症の子どものみならずその家族のQOLを改善し二次障害を防ぐために，私たち小児医療に携わる者は，夜尿症の子どもの受診を促す啓発活動を行い，自然治癒を待つのではなく積極的に治療する必要性を訴えるべきである．そして夜尿症の子どもが受診した際には，まずは受診したことをねぎらい，「よく来たね」，「これから一緒に治していこう」と温かく受け入れることが重要である．特に「一緒に」頑張っていくことを伝えることは大切であり，こうした情緒的でカウンセリング的なアプローチは子どもに安心感を与え，その後の治療意欲を向上させる．

文献
1) Van Tijen NM, Messer AP, Namdar Z：Perceived stress of nocturnal enuresis in childhood. Br J Urol, 81(Suppl 3)：98-99, 1998.
2) Theunis M, Van Hoecke E, Paesbrugge S, et al.：Self-image and performance in children with nocturnal enuresis. Eur Urol, 41：660-667, 2002.
3) Hägglöf B, Andrén O, Bergström E, et al.：Self-esteem in children with nocturnal enuresis and urinary incontinence：improvement of self-esteem after treatment. Eur Urol, 33(Suppl 3)：16-19, 1998.
4) Yeung CK, Sihoe JD, Sit FK, et al.：Characteristics of primary nocturnal enuresis in adults：an epidemiological study. BJU Int, 93：341-345, 2004.
5) Fergusson DM, Horwood LJ：Nocturnal enuresis and behavioral problems in adolescence：a 15-year longitudinal study. Pediatrics, 94：662-668, 1994
6) Naitoh Y, Kawauchi A, Soh J, et al.：Health related quality of life for monosymptomatic enuretic children and their mothers. J Urol, 188：1910-1914, 2012.

Point

① 夜尿と夜尿症は異なる．夜尿は，（夜間）睡眠中に不随意に尿を漏らす現象であり，夜尿症は，5歳以降で1ヵ月に1回以上の夜尿が3ヵ月以上続くものである．

② 夜尿症の有病率は5〜6歳児で約20％，小学校低学年児で約10％，10歳を超えても5％前後にみられ，中学生になると1〜3％まで減少する．

③ 夜尿症の診療にあたっては本人と親の疑問や不安を受け止めた上で，病因を理論的にわかりやすく説明し，具体的な対処法を示し，治癒までの見通しを示す．

④ 夜尿症は覚醒障害を基盤として，夜間多尿や排尿筋過活動（排尿抑制反射の欠如）による膀胱蓄尿量過少が加わって起こる．

⑤ 夜尿症は家族集積性が強いが，単一の原因遺伝子は特定されていない．

⑥ 夜尿が消失していた期間が6ヵ月以上あるにもかかわらず，再び夜尿が認められる症例を二次性夜尿症，そうでない症例を一次性夜尿症という．

⑦ 二次性夜尿症は，精神的ストレスや基礎疾患を有する可能性があるので，問診や身体診察，検査をより慎重に行う必要がある．

⑧ LUTSを合併していないMNE（約75％）と合併しているNMNE（約25％）に分類することがある．

⑨ LUTSとは，排尿頻度が過多（1日8回以上）または過少（1日3回以下），昼間尿失禁，尿意切迫，遷延性排尿（排尿開始困難），腹圧をかけての排尿，微弱尿線，断続排尿，尿こらえ姿勢，残尿感，排尿後のちびり，外性器や下部尿路の疼痛などである．

⑩ 小学生の夜尿症は1年で約15％，自然治癒を認めるが，0.5％から数％は成人へと移行する．特に毎晩夜尿がある子どもでは成人まで移行するリスクは高い．

⑪ 夜尿症の既往を有する子どもは成人になって切迫性尿失禁など，別の膀胱機能障害を発症するリスクが高い．

⑫ 夜尿の存在は，肉体的にも精神的にも子どものQOLを低下させるため，積極的に治療するべきで，治療により治癒までの期間も短縮できる．

文献

1) Austin PF, Bauer SB, Bower W, et al.:The standardization of terminology of lower urinary tract function in children and adolescents:update report from the Standardization Committee of the International Children's Continence Society. J Urol, 191:1863-1865. e13, 2014.
2) Nevéus T, von Gontard A, Hoebeke P, et al.:The standardization of terminology of lower urinary tract function in children and adolescents:report from the Standardisation Committee of the International Children's Continence Society. J Urol, 176:314-324, 2006.
3) 夜尿症診療ガイドライン作成委員会:夜尿症の頻度(有病率)と経過. 夜尿症診療ガイドライン2016 初版, 日本夜尿症学会 編, 10-12, 診断と治療社, 2016.
4) Neveus T, Eggert P, Evans J, et al.:International Children's Continence Society:Evaluation of and treatment for monosymptomatic enuresis:a standardization document from the International Children's Continence Society. J Urol, 183:441-447, 2010.
5) 夜尿症診療ガイドライン作成委員会:夜尿症の治療総論. 夜尿症診療ガイドライン2016 初版, 日本夜尿症学会 編, 18-24, 診断と治療社, 2016.
6) Nevéus T:pathogenesis of enuresis:Towards a new understanding. Int J Urol, 24:174-182, 2017.
7) 夜尿症診療ガイドライン作成委員会:夜尿症の定義と分類. 夜尿症診療ガイドライン2016 初版, 日本夜尿症学会 編, 2-9, 診断と治療社, 2016.
8) Caldwell PH, Deshpande AV, Von Gontard A:Management of nocturnal enuresis. BMJ, 347:f6259, 2013.
9) Yeung CK, Sreedhar B, Sihoe JD, et al.:Differences in characteristics of nocturnal enuresis between children and adolescents:a critical appraisal from a large epidemiological study. BJU Int, 97:1069-1073. 2006.
10) Akashi S, Tomita K:The impact of a history of childhood nocturnal enuresis on adult nocturia and urgency. Acta Paediatr, 103:e410-415, 2014.

B 夜尿症の診察

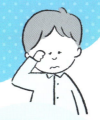

　夜尿症の診察にあたって重要なことは，病歴聴取（問診），身体診察，そして検査所見から基礎疾患や併存症の有無を含めた正しい診断を導き適切な治療を選択することである．

　病歴聴取の目的は，夜尿（遺尿）の状況や関連する生活習慣について知ること，基礎疾患に結び付く手がかりをつかむことである．効率的に情報を得るためには問診票を利用する．身体診察の目的は便秘や発達障害といった併存症や器質的疾患の有無を確認することである．検査としては，一般尿検査を夜尿症全例に実施する．腹部超音波検査も患者にとって負担が少なく，得られる情報も多いため可能なら全例に行う．

　夜尿症の子どもに対しては心理的ダメージに配慮した診療が求められる．また保護者とのパートナーシップを構築するために，保護者の話によく耳を傾け，保護者の気持ちを理解しようとする姿勢を示す．

夜尿症診療における病歴聴取

　子どもの夜尿症患者の多くは夜尿以外の症状を認めないが，一部の患者では随伴症状を有し，それが治療や基礎疾患・併存症の診断に有用なことがある（表1-1）．また夜尿症の病因は多因子で，広範囲にわたる病態が複雑に関連する．したがって問診は正確な診断や適切な治療につながる多くの情報が得られる重要な診療パートであり，十分に時間を取って行う必要がある．筆者は初診時の問診には約30分をかけている．

　病歴聴取は良好な患者−医師関係を築く大切な機会でもあり，この善し悪しが患者・家族の信頼を得られるかどうかの鍵となる．病歴聴取のポイントは，夜尿の状況を知ること，夜尿と関連する生活習慣について

表 1-1 夜尿を主訴として受診した患者に行う検査とその目的

	検査内容	検査の目的
1) 一次検査 (初診時, 可能なら全例に行うべき検査)	尿検査(定性, 沈渣, 比重または浸透圧, 尿カルシウム・クレアチニン比):起床時第一尿で3回行う	夜尿を呈する基礎疾患(糖尿病, 尿崩症, 尿路感染症, 特発性高カルシウム尿症)の除外, および抗利尿ホルモン療法の保険適用(低浸透圧尿:早朝尿比重 ≦ 1.022 または尿浸透圧 ≦ 800 mOsm/kg)の確認
	腹部超音波検査(可能な施設では行うべきだが, 右記の疾患を問診や身体所見で除外できれば不要)	夜尿を呈する基礎疾患(潜在性二分脊椎, 腎尿路奇形, 尿路結石, 神経因性膀胱)の除外
2) 二次検査 (必要に応じて行うべき検査)	血液検査(腎機能, 血糖値, 電解質濃度, ADH濃度, 浸透圧)	夜尿を呈する基礎疾患(腎機能障害, 尿崩症, 糖尿病)の除外
	尿培養	夜尿を呈する基礎疾患(尿路感染症)の除外
	腰仙椎X線検査, 膀胱尿道造影, 膀胱内圧検査, 膀胱鏡	夜尿を呈する基礎疾患(潜在性二分脊椎, 膀胱尿管逆流などの腎尿路奇形, 神経因性膀胱, 慢性膀胱炎, 尿管異所開口)の除外
	頭部CT, 脊髄(特に腰髄・仙髄)MRI, 脳波, アプノモニター	夜尿を呈する基礎疾患(脳腫瘍, 脊髄係留症候群, てんかん, 睡眠時無呼吸症候群)の除外

知ること, 基礎疾患に結び付く手がかりをつかむことである. 必要な情報を効率的に漏れなく得るためには, 診察前の待ち時間に問診票(図1-4)を利用して情報を記入してもらい, 診察ではその内容を確認しながら問診するとよい. また診察の際には問診票の質問項目の意味する所を説明しながら聴取することで, 保護者や患者が生活習慣の問題点や修正点に気づきやすくなる. 質問の表現をなるべく具体的にわかりやすくすることも大切である.

ⓐ 夜尿に関する一般的質問事項

図1-4に筆者が初診時に患者の保護者に記入してもらっている問診票を提示したが, その中のそれぞれの質問の意図について, 項目ごとに説明を加える.

① 年齢・性別についての質問

夜尿症の有病率は一般的に5～6歳児で約20%, 7歳で約10%, 7～12歳で約5%である[1]. 一般に小学校入学前の5～6歳児には**行動療法**のみを行い, 原則として抗利尿ホルモン療法や夜尿アラーム療法のような積極治療は行わない. しかし修学旅行などの宿泊行事が近づいて受

> **行動療法**
> 夜間の水分摂取制限などの生活指導に加えて尿失禁を減らすための排尿方法なども含めた治療のことで, 薬物や夜尿アラーム療法によらない治療の総称.

おねしょのことで受診されるお子様の保護者の方へ

わかる範囲で結構ですので，以下の質問にお答えくだされば，幸いです．

① 名前：○△　□男　性別：男，女（いずれかに○を付けてください）　年齢：○歳○ヵ月

② ● ご家族に小学生になってもおねしょをしていた方はいらっしゃいますか？
　　□わからない，□いる　⇒「いる」とお答えの方に伺います．次のどなたですか？
　　　　□きょうだい，□ご両親，□祖父母，□その他（具体的に：　　　　　　　　　　）

③ ● いつ頃オムツがとれましたか？（おしっこが言えるようになった時期です）：＿＿歳頃

④ ● 便秘がありますか？ また便をもらすことがありますか？：はい，いいえ（いずれかに○を付けてください）

⑤ ● おねしょの回数はどれくらいですか？　＿＿に数値を入れてください：一晩＿＿回，週＿＿回

⑥ ● 6ヵ月以上おねしょをしない時期がありましたか？：はい，いいえ（いずれかに○を付けてください）

⑦ ● 夜尿に対してお母さんはどんなことをしていますか？（あてはまるものをいくつでも）
　　□起こす，□しかる，□夜の水分制限，□オムツの使用，□その他（具体的に：　　　　　　　　　）

⑧ ● 今まで夜尿で他院に受診されたことはありますか？：はい，いいえ（いずれかに○を付けてください）
　　「はい」とお答えの方に伺います．どのような治療をされましたか？（あてはまるものをいくつでも）
　　□無治療，□水分制限，□薬物治療（お薬の名前：＿＿＿＿＿＿＿＿），
　　□アラーム療法，□その他（具体的に：　　　　　　　　　　　　）

⑨ ● お子様の平日の夕食時刻（およびその時の飲水量），就寝する時刻（および夕食後就寝までの飲水量），起床時刻について把握しておられればご記入ください．
　　夕食時刻：午後＿＿時頃（飲水量：＿＿ mL），
　　就寝する時刻：午後＿＿時頃（夕食後，就寝までの飲水量：＿＿ mL），起床時刻：午前＿＿時頃

⑩ ● 特に医師にお聞きになりたいことはどのような点でしょうか？
　　□夜尿症の原因について，□夜尿症の治療について，□その他（具体的に：　　　　　　　　　　）

御協力，ありがとうございました．診療の参考とさせていただきます．
関西医大附属病院　小児科外来

図 1-4　夜尿症患者の初診時の問診票の内容

診した小学校高学年や中学生の患者に対しては，初回から抗利尿ホルモン療法や夜尿アラーム療法の併用を考慮する．

② 家族歴についての質問

夜尿症は家族集積性が強く，両親のいずれかに夜尿の既往のある場合，子どもが夜尿症となる確率は5～7倍に高まり，両親ともに夜尿症の既往がある場合には，その確率は約11倍に高まる[2]．同時に肥満と

関係の深い睡眠時無呼吸の家族歴や糖尿病の家族歴の有無についても確認する.

③ 排尿自立の時期についての質問

昼間のオムツが取れる排尿自立時期はおよそ2歳6ヵ月〜3歳6ヵ月の間である.この時期から大きく遅れている場合,排尿機能のみならず神経発達が全般的に遅れていないか,慎重に確認する必要がある.夜尿症の患者の約30%に発達障害である**ADHD**(注意欠如・多動性障害 attention-deficit/hyperactivity disorder)を合併しているという報告もある[3].筆者は排尿の自立時期の質問の際に,「乳幼児健診でこれまで成長や発達の問題を指摘されたことはないか」といった点も同時に聞いている.また尿路感染症などの既往歴についても確認する.

④ 便秘や遺糞の有無についての質問

夜尿症の患者では明らかに**便秘**の患者が多い(夜尿症のない患者の約5倍).**遺糞**も重症の夜尿症のリスクファクターとされている[4].また便秘を合併した夜尿症患者に1年間の排便治療を行ったところ,MNE患者の50%,NMNE患者の75%が改善したという報告もある[5].したがって便秘の併存が明らかであれば,まず便秘の治療を行う.このように夜尿と便秘は強い関連があるため,近年,**BBD**(膀胱直腸機能障害 bladder and bowel dysfunction)という概念が提唱されている.BBDは脊髄疾患などの明らかな原因がないにもかかわらず,LUTSと排便障害(遺糞や便秘など)を併存する状態と定義される[6].なお排便習慣についての質問は,保護者は十分に把握していないことが多いので(特に思春期以降の患者の場合),患者本人にも確認する.

⑤ 夜尿症の頻度についての質問

ICCSは「1週間に4回以上の夜尿を頻回,3回以下の夜尿を非頻回」と定義している[6].頻回の夜尿症は非頻回のものに比べて夜尿アラーム療法の良い適応になる.

⑥ 二次性夜尿症の可能性についての質問

夜尿が消失していた期間が6ヵ月以上あるにもかかわらず,再び夜

ADHD(注意欠如・多動性障害)

年齢あるいは発達に不釣り合いな注意力,および/または衝動性,多動性を特徴とする行動の障害で,社会的な活動や学業の機能に支障をきたすもの.7歳以前に現れ,その状態が継続し中枢神経系に何らかの要因による機能不全があると推定される.2013年に出版されたアメリカ精神医学会の「DSM-5」(「精神疾患の診断・統計マニュアル」第5版)では,診断年齢は7歳から12歳に引き上げられている.2014年に日本精神神経学会により「注意欠陥」が「注意欠如」に改称されたため,日本での正式な診断名は「注意欠如・多動性障害」であるが,注意欠陥・多動性障害という呼称も使用される.

便秘

便が滞った,または便が出にくい状態.便秘は病状が続く期間から「慢性便秘」と「一過性便秘」に,原因から「機能性便秘」と「器質性便秘」に分類されるが,夜尿症の子どもに併存するのはほとんどが「慢性機能性便秘」である.慢性機能性便秘の診断はRome Ⅲの基準(p.33,表1-5)に基づいて行うが,夜尿を主訴に受診した患者とその親に「便秘」の認識はないことが多い.

遺糞

4歳以上の子どもで,意識的か無意識かを問わず,器質的な疾患がないにもかかわらず不適切な状況で排便してしまうことを指す.

尿が認められる症例を**二次性夜尿症**と呼び，夜尿症の25％が該当する．二次性夜尿症では精神的ストレス（両親の離婚など）や精神疾患の併存率が高い．また基礎疾患を有する可能性があるので，より慎重に身体診察，検査を行う必要がある．

⑦〜⑨ 行動療法や積極治療の実施状況および夜尿の増悪因子に関する質問

受診までに夜間の水分摂取制限や塩分制限などの行動療法を行っていたか，あるいはこれまで他院での抗利尿ホルモン療法や夜尿アラーム療法などの積極治療の治療歴がないか，あるとすれば適切な方法で行われていたかなどを確認する．また保護者が毎晩，患者を起こして覚醒排尿を強制していないか，についても確認する．さらに夕食時刻やそのときの飲水量，夕食後就寝までの飲水量，就寝する時刻，および起床時刻について聞き，夜間の水分摂取状況を把握し，患者個別の行動療法に生かす．また夜間に利尿作用のあるカフェイン入りの飲料（コーヒー，お茶，コーラなど）を飲む習慣はないか確認し，あればやめさせる．その他，喘息の治療薬であるテオフィリン製剤を常用していないか，夜間睡眠中に起きて水分を摂取する習慣（糖尿病や心因性多飲の可能性）はないか，なども確認する．

⑩ 医師に聞きたいことの確認

夜尿症治療において，保護者は治療を成功させる上での重要なパートナーであり，保護者へのアプローチが患者の治療意欲向上の鍵である．保護者とのパートナーシップを構築するためには，保護者の話によく耳を傾け，保護者の気持ちをわかろうとする姿勢を示すことが重要である．

ⓑ LUTSのスクリーニングのための問診

表1-2のような問診票を用いて，LUTSの有無を確認する．
➡表1-2の質問①，②の意図
昼間の尿失禁の有無の確認である．**OAB**（過活動膀胱 overactive bladder）や脳脊髄神経疾患による神経因性膀胱の可能性を考慮する．

BBD（膀胱直腸機能障害）
脊髄疾患による膀胱直腸障害などの明らかな原因がないにもかかわらず，LUTSと排便障害（［遺糞➡p.14参照］や便秘など）を併存する状態と定義される．

二次性夜尿症
6ヵ月以上，夜尿をしない時期があり，その後，夜尿を呈するようになったもの．夜尿症全体の10〜25％を占める．

OAB（過活動膀胱）
排尿障害の一つで，成人では「尿意切迫感を有し，通常は頻尿および**夜間頻尿**を伴い，切迫性尿失禁を伴うこともあれば伴わないこともある状態」と定義される．子どものOABの診断基準はないが，カナダのトロント小児病院において開発された子どもの排尿異常に関する問診票（DVSS：Dysfunctional Voiding Symptom Score）の日本語版（表1-2）を用いて診断するのがよい．わが国の小学生で10〜20％程度の有病率であると推測される．

B　夜尿症の診察

表 1-2 子どもの排尿異常診断のための問診票

本アンケートはお子様の日中の排尿の状況と関連事項についての質問です．この 1 ヵ月間のことを思い出して当てはまる項目に○をつけてください．

お子様のお名前（　　　　　　）		記入年月日（平成　　年　　月　　日）				
No	症状（最近 1 ヵ月間の頻度でお答えください）	ほとんどない	半分より少ない	ほぼ半分	ほとんど常に	わからない
①	日中に服や下着がオシッコで濡れていることがあった	0	1	2	3	×
②	（日中に）おもらしをするときは下着がぐっしょりとなる	0	1	2	3	×
③	大便が出ない日がある	0	1	2	3	×
④	強くいきんで大便を出す	0	1	2	3	×
⑤	1, 2 回しかトイレに行かない日があった	0	1	2	3	×
⑥	足を交差させたり，しゃがんだり股間をおさえたりしてオシッコをがまんすることがある	0	1	2	3	×
⑦	オシッコしたくなると，もうがまんできない	0	1	2	3	×
⑧	お腹に力を入れないとオシッコができない	0	1	2	3	×
⑨	オシッコをするときに痛みを感じる	0	1	2	3	×
⑩	下記のようなストレスを受けることがお子様にありましたか？ ・弟や妹が生まれた ・引っ越し ・転校，進学など ・学校での問題 ・虐待（性的・身体的なものなど） ・家庭内の問題（離婚・死別など） ・特別なイベント（特別な日など） ・事故や大きなけが，その他	いいえ(0)			はい(3)	

※判定基準：女児で 6 点以上，男児で 9 点以上は "小児排尿異常" と診断する．
原著論文（Farhat W, et al.：The dysfunctional voiding scoring system：quantitative standardization of dysfunctional voiding symptoms in children. J Urol, 164(3 Pt 2)：1011-1015, 2000.）を基にして作成された日本語版（今村正明，他：日本語版 DVSS［Dysfunctional Voiding Symptom Score］の公式認証—小児質問票における言語学的問題を中心に—．日本泌尿器科学会雑誌 105：112-121, 2014.）

➡ 表 1-2 の質問③，④の意図

前述したように，夜尿症の患者では明らかに便秘の子どもが多く，夜尿と便秘は強い関連があるため，保護者のみならず患者本人にも確認

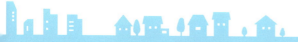

する．

➡ 表1-2の質問⑤の意図

排尿回数が1日3回以下の場合は，明らかに少ないため，排尿障害の存在を疑う．

➡ 表1-2の質問⑥の意図

尿こらえの姿勢（図1-2）も排尿障害の存在を示唆する．

➡ 表1-2の質問⑦の意図

突然，がまんできないような尿意が生じる場合にはOABを考慮する．

➡ 表1-2の質問⑧の意図

排尿のために腹圧をかける必要があるような場合にも排尿障害の存在を疑う．

➡ 表1-2の質問⑨の意図

排尿痛があれば，膀胱炎などによる排尿障害を考える．

➡ 表1-2の質問⑩の意図

精神的ストレス（両親の離婚など）が契機となって夜尿が出現することがある（Column ❸）．**二次性夜尿症**では，精神的ストレスや器質的疾患が原因となって発症した可能性がある．

2 夜尿症診療における身体診察

一次性夜尿症であり，かつ**MNE**では，身体診察で異常がみられないことが多いが，**二次性夜尿症**や**NMNE**では，器質的疾患の有無を確認するために以下の身体所見を慎重に診察する．

  全身状態・栄養状態

成長障害（患者の身長や体重が年齢相当の標準身長や標準体重に比較して2標準偏差以下の場合）や高血圧の有無を確認する．これらが存在すれば腎疾患の可能性がある．腎疾患では腎機能の低下に伴い尿の濃縮力障害が出現し，多尿傾向となるため，夜尿をきたすことがある．

ⓑ 口腔咽頭所見

扁桃肥大や睡眠時無呼吸を疑わせる所見や症状（いびきなど）の有無を確認する．**OSAS**（閉塞性睡眠時無呼吸症候群 obstructive sleep

---

OSAS（閉塞性睡眠時無呼吸症候群）

睡眠中に無呼吸・低呼吸を繰り返すもので，日中の眠気をきたし心血管疾患の発症に関与する．上気道の狭小化に起因する．夜間多尿を招き，夜尿を引き起こす可能性がある．原因としては，肥満，扁桃肥大，小顎症，下顎後退などの上気道の解剖学的問題や，加齢や飲酒による筋緊張低下などがあげられる．

心理的な要因によっても夜尿は起こるのか？

　ある心理的な要因をきっかけにしばらく止まっていた夜尿が再燃するという二次性夜尿症の子どもをときに経験する．Hinman（ヒンマン）症候群は，神経因性膀胱を疑わせる排尿障害の存在にもかかわらず原因となる神経疾患が発見されない，まれな疾患で，心理的な要因の関与は想定されているが，その詳細な発症機序は明らかでない[1]．筆者は最近，本症の幼児例を経験したので紹介する．

　症例は5歳の男児で，上部尿路感染症で入院した際に腎尿路奇形の精査を行ったところ，超音波検査では両側の腎盂の拡大，膀胱壁の肥厚および変形を，また排尿時膀胱尿道造影では左側にⅣ度の膀胱尿管逆流現象を認めた．詳細な問診で，入院6ヵ月前に父親が自殺未遂をして以来，昼間遺尿，二次性夜尿，および便秘が出現していることが明らかとなったため，後天的な膀胱直腸障害を除外した上で，Hinman症候群と診断した．Hinman症候群の病態には，心理的な要因が強く関与しているため，患者の不安を強めるような侵襲的な検査や治療は行わず，小児心身症専門外来でカウンセリングと便秘の薬物治療のみを行った．その間に父親も復職を果たすなど患者を取り巻く環境も改善した．その結果，尿失禁・便失禁ともに改善し，超音波検査での膀胱壁の肥厚所見も消失した．

　本症例は，父親の自殺未遂が患者にとっての大きな精神的ストレスとなり排尿障害・排便障害を呈したものと考えられる．ラットを用いた研究では，長期間，社会的ストレスに曝露されるとPMC（橋排尿中枢 pontine micturition center）が刺激され，膀胱の無抑制収縮の増加や，残尿，排尿周期の乱れなど，過活動性膀胱に類似した症状を呈することが報告されている[2]．本症例においては持続的な心理的ストレスがPMCを刺激し続けた結果，膀胱や結腸で断続的な収縮が起き，排尿障害や便秘を呈したものと思われた．さらに膀胱の断続的な収縮によって膀胱壁の肥厚や膀胱内圧の持続的上昇をきたした結果，二次的に膀胱尿管逆流現象を生じ上部尿路感染症を発症したものと推察した．

　6ヵ月以上消失していた夜尿が再燃するという二次性夜尿症の子どもを診療する際には，心理的要因による排尿障害，すなわちHinman症候群も念頭に置き，慎重な問診が必要である．

文献　1）Hinman F Jr：Nonneurogenic neurogenic bladder（the Hinman syndrome）-15 years later. J Urol. 136：769-777, 1986.
　　　　2）Wood SK, Baez MA, Bhatnagar S, et al.：Social stress-induced bladder dysfunction：potential role of corticotropin-releasing factor. Am J Physiol Regul Integr Comp Physiol, 296：R1671-1678, 2009.

apnea syndrome）の患者は，無呼吸に伴う肺動脈圧や右心房圧の上昇による心房性ナトリウム利尿ペプチドの分泌亢進や夜間の頻回覚醒による抗利尿ホルモンの分泌不全が夜間多尿を招き，夜尿を引き起こすことがある（**Column ❹**）．

ⓒ 腹部所見

腹部の触診で便塊を触知することがある．便塊は便秘や**遺糞**の存在を示唆する．

ⓓ 背部所見

仙尾部領域の体表に異常所見（異常な発毛や陥凹）が存在する場合，脊髄脂肪腫など，潜在性の脊髄障害が疑われるため脊髄の MRI 検査を考慮する．

ⓔ 外陰部の所見

尿道下裂や包茎は尿失禁の原因になりうるのでその有無を確認する．また女児で持続的にパンツが湿っているようであれば，異所性尿管開口による尿失禁を疑う．

3 夜尿症診療における検査

夜尿を主訴として来院した小児患者においては，**表 1-1** に示したようなさまざまな基礎疾患や併存症が隠れていることがある．したがって尿比重を含む一般尿検査は夜尿症の患者全例に対して実施する．尿検査によって糖尿病や尿崩症，水中毒および尿路感染症のスクリーニングが可能である．腎の尿濃縮力を評価するには，夜間に水分を摂らずに夜尿のなかった翌朝の起床時第一尿の尿比重が適しているが，日によって変動が大きいので，できれば 3 日間連続で起床時第一尿を採取してもらい，3 回検査する．起床時第一尿の 3 回の尿比重の平均が 1.010 以下の場合には尿崩症による多尿の可能性があるので精査を検討する．また白血球尿や試験紙法による亜硝酸塩尿が確認された場合には，尿路感染症の可能性があるので尿培養を行う．その他，高カルシウム尿症が夜尿の原因となっていることもあるので，尿中のカルシウム（Ca）とクレアチ

夜尿症の子どもに肥満児は多いか？

　肥満児には夜尿症の併存率が高いという報告や夜尿症の子どもには肥満が多いという報告がある．そして肥満を有する夜尿症患者の治療効果について検討した報告では夜尿症の治療に対する反応が悪いとされている[1]．一方で，両者には関連がないとする報告[2]もあり，一定の見解はない．筆者らも自施設で夜尿症治療を受けた日本人311例（男児210例，年齢中央値9.1歳）を対象として検討してみたが，肥満度20％以上の患者は24症例（7.7％）で全国調査（2012年学校保健統計調査）のデータ（7.1％）と有意差は認めなかった．

　夜尿症と肥満の間に何らかの因果関係があるとする論文では，2つのメカニズムが想定される．1つは肥満児によくみられる夜間の過食である．タンパク質や塩分の過剰摂取は浸透圧利尿を引き起こし多尿の原因となるため，夜間の過食が睡眠中の多尿を招き，それが夜尿を引き起こすという考え方である．浸透圧利尿の場合には抗利尿ホルモン製剤に対する尿量減少効果が得られにくくなることが予想され，実際，浸透圧利尿による夜間多尿のある夜尿症患者では抗利尿ホルモン製剤に対する反応性が低かったという報告もある[3]．したがって夜間多尿であるにもかかわらず，就寝前に排尿した尿の比重が高い（≧1.025）場合，浸透圧利尿が疑われるため，肥満の有無にかかわらず夕食から就寝までの間のタンパク質や塩分の摂取量を評価して，多すぎるようなら食事指導も行う必要がある．

　もうひとつのメカニズムは肥満に併存しやすいOSAS（閉塞性睡眠時無呼吸症候群 obstructive sleep apnea syndrome）に起因する夜間多尿である[4]．すなわち，OSASの患者は，無呼吸に伴う肺動脈圧や右心房圧の上昇によるANP（心房性ナトリウム利尿ペプチド atrial natriuretic peptide）の分泌亢進や夜間の頻回覚醒による抗利尿ホルモンの分泌不全が夜間多尿を招き，夜尿を引き起こすという考え方である．

　以上をまとめると，現時点でわが国の夜尿症の子どもが全般的に肥満傾向であるということはいえないが，夜尿症の患者に肥満の併存を認めた場合には，その食生活や睡眠時無呼吸の有無について詳細に問診を行うべきである．

文献　1）Guven A, Giramonti K, Kogan BA：The effect of obesity on treatment efficacy in children with nocturnal enuresis and voiding dysfunction. J Urol, 178（4 Pt 1）：1458-1462, 2007.
　　　2）Wagner C, Equit M, Niemczyk J, et al.：Obesity, overweight, and eating problems in children with incontinence. J Pediatr Urol, 11：202-207, 2015.
　　　3）Dehoorne JL, Raes AM, van Laecke E, et al.：Desmopressin resistant nocturnal polyuria secondary to increased nocturnal osmotic excretion. J Urol, 176：749-753, 2006.
　　　4）Xu Z, Cheuk DK, Lee SL：Clinical evaluation in predicting childhood obstructive sleep apnea. Chest, 130：1765-1771, 2006.

ニン（Cr）も検査項目に加えておく．一般に尿中の Ca/Cr 比が 0.25 以下であれば正常だがそれ以上の場合は高カルシウム尿症の疑いがある．特発性高カルシウム尿症は子どもの約 6％にみられるという報告[7]もあり，まれな疾患ではない．そして夜尿症のみならず血尿や尿路結石のリスクファクターでもあり，サイアザイド系利尿薬による薬物治療を要する場合もある．

　腹部超音波検査を含む画像検査について，日本夜尿症学会のガイドラインでは「重症な昼間尿失禁がある場合や尿路感染症の既往があるにもかかわらずこれまで画像検査が行われていない場合，先天性の泌尿器異常の症状がある場合には施行する」としており，全例に行うことを推奨はしていない[8]．しかし筆者は患者にとって肉体的にも時間的にも負担が少ない腹部超音波検査によって膀胱壁の肥厚の有無や排尿後の残尿の評価（神経因性膀胱やOABの患者では重要な所見）が可能となり，また**便秘**の客観的評価（膀胱の後面に横径 30 mm 以上の直腸が観察されたら便秘の可能性が高い[9]）にも有用であることから全例に行っている．脊髄 MRI 検査は，仙尾部領域の体表に異常所見（異常な発毛や陥凹）が存在する場合や，腹部超音波検査で膀胱壁の肥厚や残尿を認める場合（神経因性膀胱の可能性がある），および下肢の変形など腰背部の脊髄の異常が示唆される患者で適応がある．

 ## 4 夜尿症診療の際の患者と保護者への接し方

a 患者への接し方

　夜尿症の子どもは精神的に傷つき，自信を失っていることが多いため（p.7，Column ❷参照），心理的ダメージに配慮した診療が求められる．患者が初診で診察室に入ってきた際には，まず受診したことをねぎらい，「よく来たね」，「今まで大変だったね」，「これからは一緒に治していこうね」などと優しく声をかけることが重要である．特に一緒に頑張っていくことを伝えることは大切で，こうしたアプローチは患者に安心感を与え，その後の治療意欲を向上させると考えられている[10]．また夜尿症診療では多くの場合，患者と母親が一緒に来院するが，夜尿症の原因やそのメカニズム，治療法や使用する薬剤の作用などについても，母親のみならず本人にもわかるように説明することを心がける．こうした

表 1-3 排尿日誌

(日中も含めて排尿状態を把握するため，少なくとも2週間は記録してもらう)

○月○日 (○曜日)	午前			午後						午前		
時刻	7:00	9:00	11:00	1:00	3:00	5:00	7:00	9:00	11:00	1:00	3:00	5N
起床時刻/就寝時刻												
食事の時刻												
飲水量(mL)												
排尿時刻												
排尿量(mL)												
起床時第一排尿量												
がまん尿量(mL)												
尿失禁												
夜尿の時刻(わかれば)												
夜尿量(mL)												

夜間尿量＝夜尿量(夜尿の使用前後のオムツの重量差で計測)と起床時第一排尿量を足したもの，または夜尿をしなかった朝の起床時第一尿の尿量

対応によって患者のモチベーションは高まる．そして2回目以降の外来診療では，患者が学校を休まなくてよいように母親のみの受診とするが，その場合でも患者の治療モチベーションを高く維持するため，夜尿症の治癒に向けて現在の病態がどの位置にあるのかを**排尿日誌**(表 1-3)などを用いて共有する．夏休み，冬休み，春休みには患者にも受診してもらい，水分摂取制限などを頑張って持続するよう励まし，ご褒美をあげて治療意欲を維持させるように努める．ちなみに筆者は生活指導を守っている場合には，ご褒美として人気アニメのステッカーをあげている．

ⓑ 親への接し方

夜尿症治療において，親は治療を成功させる上での重要なパートナー

> **排尿日誌**
> 尿失禁の患児の膀胱機能や尿量，症状の重症度を評価するために患児や保護者によって記録された日誌．日中の排尿回数や排尿量，水分摂取量とその種類については最低2日間分，夜尿した日の夜尿量については最低7日分，そして夜尿の有無，夜間の覚醒排尿の回数，昼間の尿失禁回数，排便回数，および就寝時刻と起床時刻については最低2週間分の記録が必要である．

であり，親へのアプローチが患者の治療意欲向上の鍵である（**Column ❺**）．親とのパートナーシップを構築するためには，親の話によく耳を傾け，親の気持ちをわかろうとする姿勢を示すことが重要である．したがって初診時には十分な診療時間をとり（筆者は初診時には 30 分の診療時間を設けている），ゆっくりと話を聞き，親のつらさに共感し，親の感情を汲み取るように心がける．例えば，「お母さん，これまで大変でしたね」，「お母さん，これからは一緒に治療していきましょう」などの共感，声かけにより，親との信頼関係が構築される．「様子をみましょう」など期限を明示しない助言は，いらだちと不安を煽るだけでなく，他施設への受診行動につながりやすい．実際，このように言われた患者とその親が，筆者の施設を受診することも多い．また初診時には親の話に耳を傾けるのみならず，治療内容や治癒の過程についても見通しや予定を説明することで治療に前向きな気持ちが強まり，親の協力が得られやすくなる．例えば，「治療には短くても半年程度，長い場合には 1～2 年かかる」ことや，「治療を受けないでもある程度（年間 10～15％の治癒率）は自然に治っていくが，治療を受けたほうがより早く治癒する（年間約 50％の治癒率）」といった情報は初診時に伝えたほうがよい情報である．

ⓒ 患者の家族へのアドバイス

夜尿症では精神的ストレスは増悪因子と考えられている．特に就寝前のストレスは夜尿を起こす直接的リスクとなりうるので，しつけとして子どもを叱責しなければならない場合，就寝前を避けて，日中や朝に叱るようにする．また夜尿症に対する行動療法は，夜間の水分や塩分の摂取制限，早寝早起きなど，生活上の制限が多くなり，患者はストレスをかかえやすい．したがって好きなことや得意なことでリフレッシュできる場をできる限りつくるように工夫する．例えば，行動療法をしっかり実施できた日には好きなゲームの時間を 30 分延長してあげることや，夜尿が 1 週間なかったら好きな本を 1 冊買ってあげる約束をすることなども効果がある．また患者だけががまんしていると感じる環境もストレスとなりうるため，家族一緒に生活習慣の改善に協力することも患者のストレスを軽減させる．具体的には母親も夕食時の水分摂取をコップ 1 杯（約 200 mL）に制限することなどで子どもとがまんを共有することがストレスを軽減し行動療法を長く実践可能にする．

夜尿症の子どもの親の気持ちと認識

　製薬会社が実施した夜尿症の子どもをもつ親へのアンケートによれば,「夜尿をストレスと感じるか？」との質問に約8割の母親が「ストレスと感じる」と回答している．また母親に「夜尿で怒ったことがあるか？」と質問すると約4割が「怒ってしまったことがある」と回答している．夜尿症という病気に対する親の認識についてのアンケート結果も報告されている．それによれば，大多数の親は夜尿を「心の病気」と捉え,「尿意で目覚めない自分の子どもに疑問」をもち,「比較的早い時期に治る」と期待し,「排尿をがまんすることは身体に良くない」と認識している[1].

　夜尿症の病因については，古くから「幼少時からのトイレットトレーニングを含めた育て方やしつけの失敗」，あるいは「患者本人や親の心の問題」と捉える考え方があり，現在もそのような間違った考え方をしている親は少なくない．こういった考え方は，親が自身を責めたり，患者を叱ったりすることにつながり，親子関係の悪化にもつながる．夜尿症は遺伝的素因に基づく睡眠中の排尿反射抑制機構の未熟性が主な原因と考えられており，そういった素因を有する子どもでは，たとえ理想的な育て方をしたとしても夜尿症の治癒は遅れる．

　また子どもが覚醒できずに夜尿することを,「眠りが深すぎるため」，あるいは「自覚が足りないため」と考え，子どもを夜間睡眠中に起こしてトイレに行かせている（強制覚醒排尿）場合がある．強制覚醒排尿を促すことは，睡眠不足を招くだけでなく，血圧調節などの生理的日内変動に異常をきたす可能性が指摘されている[2].また夜間の睡眠を妨げることで睡眠中の尿中のナトリウム排泄が増加し夜間多尿傾向になり，夜尿症の治癒を遅らせる可能性もある[3].また子どもが昼間に尿失禁する原因の多くは過活動膀胱による蓄尿機能の低下が原因であり，そういった患者では尿意をがまんすることが行動療法の一つであるが，多くの親は「排尿をがまんすることは身体に良くない」と考えている．

　夜尿症の診療の第一歩は，子どもはもちろん，親に対しても夜尿の病因を正しく説明し，親子の心の負担を軽減するとともに正しい治療法を理解してもらうことが大切であるが，私たち医療側は患者である子どもの心理のみならず，親の認識も理解しておく必要がある．

文献　1）藁科三枝, 篠崎千春, 前島有子, 他：夜尿症児の親の夜尿症に対する認識について. 夜尿症研究, 12：29-34, 2007.
2）Graugaard-Jensen C, Rittig S, et al.：Nocturia and circadian blood pressure profile in healthy elderly male volunteers. J Urol, 176：1034-1039, 2006.
3）Mahler B, Kamperis K, Schroeder M, et al.：Sleep deprivation induces excess diuresis and natriuresis in healthy children. Am J Physiol Renal Physiol. 302：F236-243, 2012.

d 具体的な親への説明例

① 夜尿症の定義・疫学と病態に関する説明例

　生まれて3歳頃までの子どもは毎晩夜尿をしますが，その割合は年齢とともに減っていきます．ときどき夜尿をしてしまう程度の子どもの比率は5〜6歳で約20％，小学校低学年で約10％と減少しますが，小学校高学年でも約5％にみられます．ごくまれに成人まで続くケースもあります．「夜尿」と「夜尿症」の違いは年齢がポイントです．5歳未満の幼児のおねしょは「夜尿」といいますが，5歳以後は病気と捉え，「夜尿症」と呼びます．夜尿症の原因は親の育て方の問題などとよくいわれますが，そうではありません．夜尿は目覚めにくい（覚醒障害）体質に加えて，夜，寝ている間の尿量と膀胱の尿を溜めておく能力のバランスが崩れることにより起こります．つまり睡眠中の尿量を朝目覚めるまで膀胱に溜めておく能力がないために夜尿を起こすと考えられています．治療には，夜寝る前に抗利尿ホルモン（尿の量を減らすホルモン）のお薬を使ったり，尿で膀胱がいっぱいになったとき，アラームで脳に知らせて排尿しないように条件づけする治療を行います．こういった治療で約70％のお子さんは1年程度で治ります．自然に治っていく夜尿症の子どももいますが，治療をしっかり行うと，より早く夜尿から卒業できます．小学校高学年になると宿泊行事も増え，夜尿のためにお子さんが参加を躊躇したり，友人関係の中で自信をなくしたりして心理面や社会面，生活面に影響を及ぼすこともあります．今回の受診を機に，ぜひ，お子さん，お母さんと協力して1日も早くお子さんの夜尿症を治したいと思います．一緒に頑張りましょう！

② 子どもへの生活指導に関する説明例

　夜尿症のお子さんに対する家庭での夜尿対策の3原則は「起こさない」，「怒らない」，「焦らない」ことです．特に夜中に夜尿をする前に起こすことを習慣的に行うと，睡眠のリズムを乱し，抗利尿ホルモン（尿の量を減らすホルモン）が減るため，寝ている間の尿量が増え，夜尿がひどくなる原因にもなります．お母さんが怒ったり，焦ったりせず，むしろ夜尿しなかった朝には褒めてあげるように心がけましょう．
　食生活では，夕方5時以降，特に夕食時とそれ以降の水分や塩分の摂取を控え，寝る前には必ずトイレに行く習慣をつけるのも大切

ことです．また「尿意を感じたときにがまんするのは身体に良くない」と思っておられるお母さんがときにいらっしゃいますが，夜尿症のお子さんについては間違いです．膀胱がよりたくさんの尿を溜められるようになったほうが夜尿をしにくくなるので，尿意を感じたときにはすぐにトイレに駆け込んで排尿させるのではなく，できるだけがまんしてから排尿するように指導してください．

なお夜尿症の治療の上で，お子さんの日常的な水分摂取や排尿・排便の状況に関する情報はとても重要です．**排尿日誌**（表1-3）というものをお渡ししますので，これから治療終了までしっかり記録してくださるよう，お願いします．もしお子さんが記録できるようなら，お子さんに任せてください．ただ，その場合にはお母さんが1日1回記録漏れの有無を確認してください．そして毎回，受診の際には持参して見せていただきたいと思います．

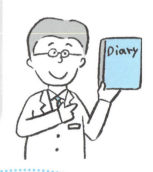

Point

❶ 病歴聴取（問診），身体診察，そして検査所見から正しい診断を導き適切な治療を選択することが基本である．

❷ 病歴聴取（問診）は夜尿に関する一般的質問事項と下部尿路症状のスクリーニングのための質問事項に大別されるが，問診票を利用すると効率的に行える．

❸ 一般的質問事項としては，年齢・性別，家族歴，排尿自立の時期，便秘や遺糞の有無，夜尿症の頻度，二次性夜尿症の可能性，治療の実施状況などがあげられる．

❹ 下部尿路症状のスクリーニングのための確認事項としては，日中の尿失禁や便秘の有無，尿をがまんする姿勢，切迫尿意，排尿痛や精神的ストレスの有無があげられる．

❺ 身体診察では夜尿症を合併しやすい腎疾患・腎尿路奇形，閉塞性睡眠時無呼吸症候群，慢性機能性便秘症や潜在性脊髄障害などの有無を確認する．

❻ 一般尿検査は糖尿病や尿崩症，水中毒および尿路感染症のスクリーニングを目的として患者全例に対して実施する．腎の尿濃縮力の評価には，夜間に水分を摂らずに夜尿のなかった翌朝の起床時第一尿の尿比重が適している．

❼ 腹部超音波検査は患者にとって負担が少なく，膀胱機能や便秘の評価に有用であることから可能であれば全例に行う．また脊髄MRI検査は，潜在性脊髄障害が示唆される患者で適応がある．

❽ 夜尿症の診療においては，患者のみならず親の気持ちにも配慮した姿勢が治療効果を上げる．

文献
1) 夜尿症診療ガイドライン作成委員会：夜尿症の頻度（有病率）と経過．夜尿症診療ガイドライン 2016 初版，日本夜尿症学会 編，10-12，診断と治療社，2016．
2) Järvelin MR, Vikeväinen-Tervonen L, Moilanen I, et al.：Enuresis in seven-year-old children. Acta Paediatr Scand, 77：148-153, 1988.
3) Baeyens D, Roeyers H, D'Haese L, et al.：The prevalence of ADHD in children with enuresis：comparison between a tertiary and non-tertiary care sample. Acta Paediatr, 95：347-352, 2006.
4) Sureshkumar P, Jones M, Caldwell PH, et al.：Risk factors for nocturnal enuresis in school-age children. J Urol, 182：2893-2899, 2009.
5) 夜尿症診療ガイドライン作成委員会：夜尿症の診療において便秘の精査・加療は推奨されるか．夜尿症診療ガイドライン 2016 初版，日本夜尿症学会 編，66-71，診断と治療社，2016．
6) Austin PF, Bauer SB, Bower W, Chase J, et al.：The standardization of terminology of lower urinary tract function in children and adolescents：update report from the Standardization Committee of the International Children's Continence Society. J Urol, 191：1863-1865. e13, 2014.
7) Moore ES, Coe FL, McMann BJ, et al.：Idiopathic hypercalciuria in children：prevalence and metabolic characteristics. J Pediatr, 92：906-910, 1978.
8) 夜尿症診療ガイドライン作成委員会：夜尿症の診療において超音波検査は推奨されるか．夜尿症診療ガイドライン 2016 初版，日本夜尿症学会 編，42-45，診断と治療社，2016．
9) Joensson IM, Siggaard C, Rittig S, et al.：Transabdominal ultrasound of rectum as a diagnostic tool in childhood constipation. J Urol, 179：1997-2002, 2008.
10) 田村節子，池田裕一：夜尿症診療における心理面からのアプローチ．小児科臨床，69：1263-1271, 2016.

夜尿症の治療

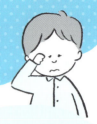

　子どもの夜尿症の治療は，1)生活指導を含む行動療法，2)積極治療(夜尿アラーム療法や抗利尿ホルモンを中心とした薬物治療)，および3)その他の治療，に分けられる．

　行動療法はまずすべての患者に対して行い，改善がなければ積極治療を併用する．行動療法は，夕方以降の水分・塩分摂取制限を中心とした生活指導と排尿訓練・便秘対策が基本である．

　行動療法を1ヵ月程度実行しても効果がない場合，積極治療を開始する(なお小学校入学前の患者は自然治癒率が高いことから，原則として行動療法のみにとどめる)．積極治療の第一選択は抗利尿ホルモン療法か夜尿アラーム療法で，どちらを行うかは患者と親の意向を尊重する．

　子どもの夜尿症の治療は，**生活指導**(general lifestyle advice)，**行動療法**(motivational therapy)と積極治療と呼ばれる夜尿アラーム療法や抗利尿ホルモンを中心とした薬物治療，およびその他の治療，に分けられる[1]．ただし，筆者は，行動療法の一部が生活指導であると考えているので，生活指導は行動療法に包含して記述する．

　糖尿病や尿崩症，脊髄疾患による神経因性膀胱などの器質的疾患(表1-1)による夜尿であることが否定できたら(筆者の経験では器質的疾患による夜尿は夜尿症の子どもの1％未満)，これらの治療を行うが，小学校入学前の5〜6歳児の夜尿症患者は自然治癒率が高いことも考慮し，原則として積極治療は行わず行動療法のみにとどめる．

　行動療法は夜尿症治療の基本であり，日本夜尿症学会の作成した診療アルゴリズム(図1-5)でも，まず行動療法を行い，改善がなければ積極治療(抗利尿ホルモン療法などの薬物治療や夜尿アラーム療法)を行うこ

生活指導
　夜尿症や昼間尿失禁を認める5歳以上の子どもとその保護者に対して行う薬物や夜尿アラーム療法によらない治療の総称．水分の摂取量・摂取方法の指導のみならず，食生活など日常生活で実施可能な尿失禁の予防策．行動療法の一部．

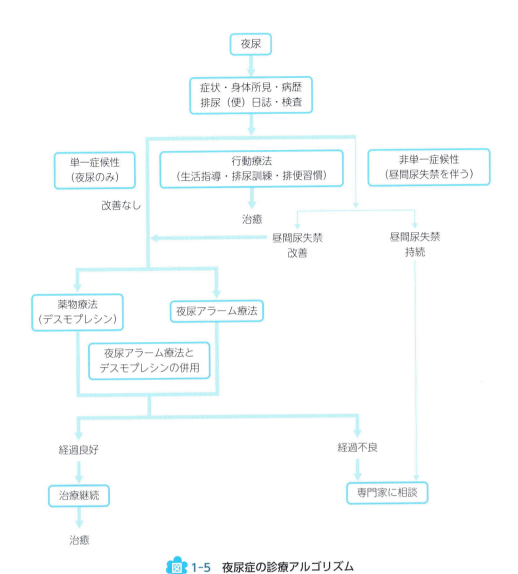

図 1-5　夜尿症の診療アルゴリズム

(夜尿症診療ガイドライン作成委員会：夜尿症の診療アルゴリズム．夜尿症診療ガイドライン 2016 初版，日本夜尿症学会 編：xv，診断と治療社，2016．より一部改変)

とを推奨している[2]．さらに抗利尿ホルモン療法や夜尿アラーム療法で効果がなければ，それらを併用し，それでも改善しない場合には専門家への紹介を勧めている[2]．ICCS のガイドラインによれば，治療の有効性について「治療前後で夜尿回数(日数)が半減(夜尿回数が 50％以上減少)することをもって有効」としている[3] (**表 1-4**)．しかし筆者は行動療

C　夜尿症の治療

法の効果判定に，この基準は厳しすぎると考え，毎晩の夜尿が週に2回以上（夜尿減少率28％程度）消失すれば有効と判断し，そのような症例には2〜3ヵ月は行動療法のみで経過を観察することにしている．また治療によって効果発現までの期間が異なるため，判定にあたってはそれぞれの治療ごとに図1-6に示されたような期間は観察すべきである．

生活指導

夜尿症に対する治療の基本は生活指導である．わが国でよく行われている具体的な生活指導の内容を以下に示す[4]．

ⓐ 夕方から夜間にかけての塩分と水分の摂取量を制限する

摂取水分の日内リズムを形成するために，朝食・昼食時に水分を十分に摂り（朝食，昼食時にそれぞれ300〜350 mL），午後からは控える．夕食はできるだけ就寝3時間前には済ませ，夕食後は200 mL以内の水分摂取にとどめるようにする．3時間の根拠は「摂取した水分の約80％が3時間後に尿となり排泄される」という臨床研究成果[5]に基づいている．夜間だけでなく日中の水分摂取まで控えてしまうと夏季には熱中症や脱水の危険があるため，十分な注意・指導が必要である．一般に子どもの1日飲水量について，ICCSは4〜8歳児で1,000〜1,400 mL（男女共通），9〜13歳児で女児は1,200〜2,100 mL，男児は1,400〜2,300 mL，そして14〜18歳児は女児が1,400〜2,500 mL，男児が2,100〜3,200 mLとしている[6]．また過剰な塩分は利尿効果のみならず水分摂取量も増えるため，夕食では塩分の多い食品（味噌汁や漬物など）を控える．糖分やタンパク質なども塩分同様に尿量が増加するため，夕方以降は糖分の多い飲料，アイスクリーム，牛乳やフルーツは制限する．どうしても口渇が強い場合は，うがいをさせたり氷を食べさせたりして対応する．ちなみに冷蔵庫の製氷皿でできる氷は1個当たり10〜15 mLの水分しか含まないので筆者は「夕食後5〜6個まで可」としている．

ⓑ 中途覚醒を強制せず，早寝早起きをさせる

保護者が夜間に患者を強制的に起こして排尿させることは，夜間の抗

表 1-4　ICCS による治療効果の判定基準

	用語	定義
初期効果 (initial success)	無効(non-response)	治療開始後の夜尿回数の減少率が 50％未満
	有効(partial response)	治療開始後の夜尿回数の減少率が 50〜99％
	著効(complete response)	治療開始後の夜尿回数の減少率が 100％
長期効果 (long-term success)	再発(relapse)	治療中止後 1 ヵ月で 1 回以上の夜尿再出現
	寛解維持(continued success)	治療中止後 6 ヵ月間,「再発(上記)」なし
	完治(complete success)	治療中止後 2 年間,「再発(上記)」なし

(Paul AF, et al.：J Urol, 191：1863-1865. e13, 2014. より筆者訳)

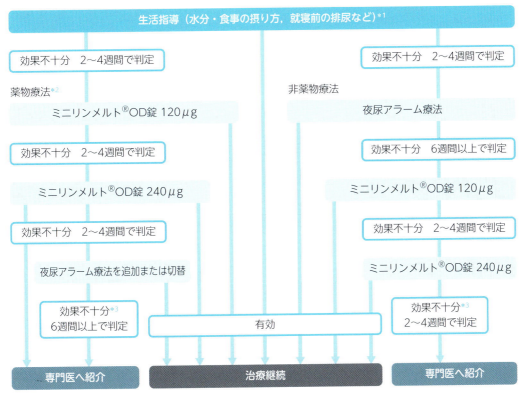

図 1-6　夜尿症の初期診療フローチャート

筆者注：
＊1　生活指導は治療期間を通じて継続する
＊2　排尿日誌などから多尿タイプであると推察される場合には薬物療法を優先する
＊3　抗利尿ホルモン薬と夜尿アラーム療法の効果不十分例には抗コリン薬を追加可能

(大友義之：外来小児科, 16：346-349, 2013.)

利尿ホルモンの分泌を低下させ，夜間睡眠中の尿量をむしろ増やす可能性がある．また夜更かしをすることも抗利尿ホルモンの分泌を低下させることになるので早寝の習慣をつけさせる．

c 就眠前の完全排尿を励行する

膀胱内に尿が残存した状態で就寝すると，夜間睡眠中に産生された尿の蓄尿容積が減少すると考えられるため，就眠前に完全排尿することを習慣づける．

d 睡眠中の寒さや冷えから身体を守る

身体の冷えは尿意切迫や**夜間多尿**，**残尿**といった**LUTS**を誘発することが知られている[7]．したがって寒い季節には厚めの下着を着て体温の低下を防ぐ．場合によっては腹巻き，靴下を履かせたりするなどの冷え対策で夜尿が改善する場合がある．

2 生活指導以外の行動療法およびアドバイス

a 排尿訓練

排尿訓練と呼ばれるものにはいろいろな方法があるが，一般に子どもの夜尿症で行われるのは「膀胱訓練」である．これはできるだけ排尿をがまんし，尿意を感じてから排尿するまでの時間を徐々に延長する訓練で，**機能的膀胱容量**の拡大を目的として行う（例：最初は尿意を感じても1分がまんしてから排尿する．それを毎日1分ずつ延長して，10日目には10分がまんさせる）．膀胱訓練は昼間尿失禁を伴うNMNEや膀胱容量が小さいタイプの夜尿症に効果を示す[8, 9]．ただし先天性腎路異常（膀胱尿管逆流など）の合併が明らかな患者や神経因性膀胱など膀胱機能異常を合併した患者では，膀胱訓練によって症状が悪化する可能性があるため注意が必要である．

> **機能的膀胱容量**
> 日中，患者が意識的に最大限，尿意をがまんした上で排尿した際の尿量．10回程度，日を換えて測定した尿量の平均値を採るのが正確である．排尿日誌から計算する．MVV（最大排尿量 maximum voided volume）ともいう．機能的膀胱容量が期待膀胱容量の65％以下の場合には，機能的膀胱容量が小さいと判断する．

b 便秘に対する対応

夜尿症の子どもでは明らかに便秘の子どもが多く（夜尿症のない子どもの約5倍[10]），また夜尿と便秘を併存している患者では便秘の治療で夜尿症が治癒することも多い[11]．このように夜尿と便秘は強い関連が

表 1-5　子どもの慢性機能性便秘症の国際診断基準（Rome Ⅲ 診断基準）

乳幼児：4 歳未満の子どもでは，以下の項目の少なくとも 2 つが 1 ヵ月以上あること
1．1 週間に 2 回以下の排便 2．トイレでの排便を習得した後，少なくとも週に 1 回の便失禁 3．過度の便の貯留の既往 4．痛みを伴う，あるいは硬い便通の既往 5．直腸に大きな便塊の存在 6．トイレが詰まるくらい大きな便の既往
随伴症状として，易刺激性，食欲低下，早期満腹感などがある．大きな便の排便後，随伴症状はすぐに消失する．乳児では，排便が週 2 回以下，あるいは硬くて痛みを伴う排便で，かつ診断基準の少なくとも 1 つがある場合，便秘だとみなされる．
小児・学童：発達年齢が少なくとも 4 歳以上の子どもでは，以下の項目の少なくとも 2 つ以上があり，過敏性腸症候群の基準を満たさないこと
1．1 週間に 2 回以下のトイレでの排便 2．少なくとも週に 1 回の便失禁 3．便をがまんする姿勢や過度の自発的便の貯留の既往 4．痛みを伴う，あるいは硬い便通の既往 5．直腸に大きな便塊の存在 6．トイレが詰まるくらい大きな便の既往
診断前，少なくとも 2 ヵ月にわたり，週 1 回以上基準を満たす

（小児慢性機能性便秘症診療ガイドライン作成委員会：定義と分類．小児慢性機能性便秘症診療ガイドライン 初版，日本小児栄養消化器肝臓学会・日本小児消化管機能研究会 編，p15，診断と治療社，2013．）
＊Rome Ⅳ では 4 歳以上でも「少なくとも 1 ヵ月」となった

あるため，近年，**BBD** という概念が提唱されている．BBD は脊髄疾患などの明らかな原因がないにもかかわらず，**LUTS** と排便障害（**遺糞**や便秘など）を併存する状態である．したがって夜尿症の治療としての便秘対策は極めて重要である．

「便秘」は日常的に使用される言葉・概念で，その捉え方・考え方は人によって異なるが，一般的には「便が滞った，または便が出にくい状態」である[12]．便秘は病状の続く期間から「慢性便秘」と「一過性便秘」に，原因から「機能性便秘」と「器質性便秘」に分類されるが，夜尿症の子どもに併存するのはほとんどが「慢性機能性便秘」である．慢性機能性便秘の診断は Rome Ⅲ の基準[12]（**表 1-5**）に基づいて行うが，夜尿を主訴に受診した患者とその親に「便秘」の認識はないことが多い．したがって患者と保護者に排便状態についての詳細な問診と身体診察を行うことが何よりも重要である．また便秘が示唆される場合には腹部超音波検査を施行

表 1-6 排便日誌

	記入例	月 日 ( )	月 日 ( )	月 日 ( )	月 日 ( )	月 日 ( )	月 日 ( )	月 日 ( )
排便時間 便性状・量・色 性状 （ブリストルスケール*） 　1. コロコロ 　2. 硬い 　3. やや硬い 　4. 普通 　5. やや柔らかい 　6. 泥状 　7. 水様 量 　① 付着 　② 母指頭大 　③ 手掌大 　④ 手掌大×2 　⑤ それ以上 色 　白 　茶 　黄色 　黒 　血液/粘液付着など	10時 5 ② 茶 13時 3 ④ 茶 15時 19時 21時	時 時 時 時 時	時 時 時 時 時	時 時 時 時 時	時 時 時 時 時	時 時 時 時 時	時 時 時 時 時	時 時 時 時 時
排便ケア / 浣腸	○							
排便ケア / 酸化マグネシウム	○							
排便ケア / ピコスルファートナトリウム								
排便ケア / その他	腹部マッサージ							

＊ p.111，付録　図-3 参照

して膀胱の背側に描出される直腸膨大部の横径を計測する．こうすることで便塞栓の有無が判断できる（膀胱の後面に横径 30 mm 以上の直腸が観察されたら便塞栓の可能性が高い[13]）．また排便日誌（表1-6）を記録してもらう．子どもの慢性機能性便秘の治療の詳細については「小児慢性機能性便秘症診療ガイドライン」[14]を参照いただきたいが，筆者は便秘改善のための食生活として以下のようなことを推奨している．1)年長児では無理なダイエットはしないようにすること，2)便秘の誘因となる水分不足にならないよう，夕方18時までの水分摂取を多めにする

(18時以降の水分摂取は夜尿症に悪影響を及ぼす），3) 朝食を摂りトイレに行く時間を確保するため，早寝早起きを心がけること，4) 規則正しく，食物繊維豊富な食事を摂ること，5) 日常的に適度な運動を心がけること，6) 学校でも便意を感じたらがまんせずにトイレに行くこと．またビオフェルミン®などのプロバイオティクスを1～2ヵ月間，投与することもある．一方，便塞栓が腹部超音波検査や単純X線で確認された場合には，まず便塞栓除去療法(disimpaction)が必要である(p.89, Case-7参照)．

ⓒ 保護者へのアドバイス

夜尿症の治療を始めるにあたっては下記の点について保護者に十分な説明が必要である．

❶ **親が治癒に向けて焦らないこと**：小学校入学後も夜尿をしている子どもを，同級生や夜尿をしないきょうだいと比べて焦りを感じている親は少なくない．親が焦ると患者のメンタルヘルスにも悪影響を及ぼすので，大らかな気持ちで見守る姿勢が大切であることを説明する．

❷ **夜尿のことで子どもを叱らないこと**：夜尿は本人もしたくてしているわけではない．叱っても根本的な解決にはならない．むしろ患者の精神的ストレスが増すことで治療意欲が低下する可能性がある．

❸ **夜尿をしなかった日には褒めてあげること**：夜尿をしなかった朝は褒めることが治療上，効果がある．治療開始当初は就寝前に自発的にトイレに行くようになったことに対してだけでも褒めてあげてよい．褒めるのと同時に好きなキャラクターのシールなどのささやかなご褒美を与えると，さらに治療効果が上がる[15]．また夜尿がない日が1週間（あるいは10日間）続いたら，もう少し高価なご褒美（例：欲しい本）などを与えるのもよい．しかし夜尿をしてしまった場合にペナルティーを科すことは逆効果となるので禁忌である[16]．

❹ **排尿日誌(表1-3)を患者本人に記録させること**：排尿日誌は治療前後の水分の摂取量，排尿・尿失禁の状態を把握できるため，治療効果判定上も重要であるが，親ではなく患者本人が記録することで自らの生活習慣を確認し改善すべき点に気づきやすくなる．したがって小学校低学年の場合は親が手伝って記録し，小学校高学年以降の学童

では本人に記録させ親が確認する．治療中は可能な限り継続して記録する．また初診時には患者の排尿状態を正確に把握するために，日中の排尿回数や排尿量，水分摂取量とその種類については最低2日間分，夜尿した日の夜尿量については最低7日分，そして夜尿の有無，夜間の覚醒排尿の回数，昼間の尿失禁回数，排便回数，および就寝時刻と起床時刻については最低2週間分の記録が必要である．

❺ **学校などの宿泊行事への対応**：夜尿のある子どもは，学校や習い事の宿泊行事への参加をためらうことがある．しかし行事不参加が自尊心の低下やいじめのきっかけとなる場合があるため，できる限り参加を促す．宿泊行事に参加する当日は普段の生活指導（夕方以降は水分摂取を控え，就寝前には必ず完全排尿する）をより徹底するのに加え，抗利尿ホルモン療法中であればその服薬も忘れずに行う．夜尿アラーム療法中の患者は宿泊当日は利用できないため，親と患者が同意すれば，学校の先生に排尿誘導のため夜中に起こしてもらうよう依頼させる．排尿誘導をしてもらう場合，何時頃に夜尿をすることが多いのかを自宅であらかじめ親が把握し，その30分前に起こしてもらうように依頼するとよい．ただ「学校の先生に夜尿のことを知られたくない」という思春期の患者も多い．そのような場合には，万一，夜尿をしてしまっても目立たないような濃い色のパジャマと市販の尿漏れパッドをあらかじめパンツに縫い付けて持参させるようにアドバイスしている．

3 薬物療法

図1-5や図1-6にあるように，生活指導や行動療法を実行して2～4週間経過しても効果がない（夜尿回数の減少率が50％未満，表1-4）場合には積極的治療を開始する．しかし筆者は毎晩の夜尿が週に2回以上消失すれば，ある程度有効と考え，さらに1～2ヵ月間，生活指導や行動療法を継続している．

積極治療の第一選択は抗利尿ホルモン療法か夜尿アラーム療法である（図1-5）．本項目では夜尿症の治療に使用される薬物の中でICCSのガイドライン[6]にも紹介されている抗利尿ホルモン薬，抗コリン薬と三環系抗うつ薬について筆者の使用経験を含めて紹介をする．

a 抗利尿ホルモン薬

　バソプレシン(vasopressin)とは，ヒトを含む多くの動物でみられる9個のアミノ酸残基からなるペプチドホルモンで，ヒトでは視床下部で合成され，脳下垂体後葉から分泌される．ADH(抗利尿ホルモンantidiuretic hormone)とも呼ばれる(Column ❻)．血中に分泌されたAVPは腎臓の集合管のV_2受容体に作用してアクアポリン2を管腔側に移行させることにより水の再吸収を促進する[17]．DDAVP(酢酸デスモプレシン 1-deamino-8-D-arginine-vasopressin) は1967年にスウェーデンのフェリングAB社で開発されたAVPの誘導体で[18]当初は中枢性尿崩症に対する治療薬として承認され，その後1977年に夜尿症に対する治療効果が報告された[19]．わが国においては，2003年に点鼻薬(デスモプレシン・スプレー10協和®)が夜尿症に保険適用となり[20]，2012年に内服薬(ミニリンメルト®OD錠)が適用追加となった[21]．

　夜尿症に対して酢酸デスモプレシン製剤は，海外においては尿の濃縮力を考慮されずに使用されているが，わが国における保険適用は「尿浸透圧あるいは尿比重の低下に伴う夜尿症」とされている．したがって尿浸透圧あるいは尿比重が低下していることを確認するために，酢酸デスモプレシン製剤投与前に観察期間を設けて，起床時第一尿を用いて尿浸透圧あるいは尿比重を3回測定して平均値を算出する．その平均値がそれぞれ800 mOsm/L以下あるいは1.022以下であれば，「尿浸透圧あるいは尿比重の低下に伴う夜尿症」であり，酢酸デスモプレシン製剤の適応となる．酢酸デスモプレシン製剤の夜尿症に対する効果は約7割の患者で認められる[6]．

① 酢酸デスモプレシン製剤の使用方法

　就寝中の尿量を減らす目的で使用する酢酸デスモプレシン製剤は，ヒトへ投与した場合の半減期は2～3時間，抗利尿作用の持続時間は8～10時間程度である．したがって睡眠時間を考慮し，就寝30分前に投薬するよう指示する．効果が不十分なときには就寝30分前から1時間前に変更する．前述のように酢酸デスモプレシン製剤として日本では点鼻薬(デスモプレシン・スプレー10協和®)と口腔内崩壊錠(ミニリンメルト®OD錠)が夜尿症への保険適用を有している．デスモプレシン・ス

抗利尿ホルモン製剤で頭が良くなる？

　ヒトの抗利尿ホルモン（アルギニン・バソプレシン）は腎集合管や血管壁の受容体に結合して抗利尿作用や血管収縮作用を発揮する．そのためアルギニン・バソプレシンの誘導体である酢酸デスモプレシン（1-deamino-8-d-arginine vasopressin：DDAVP）製剤は夜間尿量減少を目的として夜尿症に広く用いられている（ミニリンメルト®OD錠，デスモプレシン・スプレー10協和®）．バソプレシン受容体は V_1a，V_1b および V_2 の3つのサブタイプに分類されている．V_1 受容体は血管平滑筋や肝細胞に局在し血管収縮作用や糖代謝作用に，また V_2 受容体は腎集合管に存在し，その部位での水の再吸収に深く関与しているものと考えられてきた．しかし近年，V_1 受容体は中枢神経系にも分布していること，その存在部位は下垂体，海馬，中隔皮質および視床下部に及ぶこと，そしてそれらの部位で中枢神経系に対する作用を発揮していることが明らかとなってきた[1]．また実際の夜尿症患者においてバソプレシン製剤が中枢神経作用を発揮したと考えられる興味深い症例も報告されている[2]．具体的には V_2 受容体の欠如した腎性尿崩症患者の夜間多尿を伴う夜尿がバソプレシン製剤投与開始後，睡眠中の覚醒排尿が可能となり夜尿が消失したという[2]．この症例では V_2 受容体が欠如しているので腎集合管におけるバソプレシンの尿量減少作用は期待できず，事実，尿量の減少は認めていない．このことから，この論文の著者らは点鼻で投与した酢酸デスモプレシン製剤が中枢神経系に移行し，脳の V_1 受容体を介した覚醒作用がこの患者の夜尿の消失に寄与したと結論づけている[2]．筆者らも同様の症例，すなわち夜間の尿量減少を伴わずに覚醒排尿によって夜尿回数の減少を認めた症例を経験し報告している[3]．この症例を機に筆者は「本当に酢酸デスモプレシン製剤が脳に作用しているのか」という点を明らかにする目的で，4人の夜尿症の子ども（年齢中央値9.3歳）を対象に酢酸デスモプレシン製剤の投与前後で短期記憶力に関する知能テストを行った[4]．その結果，4週間の酢酸デスモプレシン製剤投与後，短期記憶力が上昇していた．したがって夜尿症の併存症としてよく知られている注意欠如・多動性障害などの発達障害の子どもにおいては，酢酸デスモプレシン製剤による夜尿症の治療が発達障害にも好影響を及ぼす可能性があるのではないかと考えている．ただ注意しなければならないのは，酢酸デスモプレシン製剤は血液脳関門を通過しない[5]ため，経口投与（ミニリンメルト®OD錠）では中枢神経系に到達せず脳に対する作用は期待できない．もし中枢神経系への作用を期待するなら，経鼻投与の剤型（デスモプレシン・スプレー10協和®）を選択しなければならない．実際，鼻腔内投与の場合には用量依存性に酢酸デスモプレシン製剤が中枢神経系に移行することが知られている[6]．

文献
1) Egashira N, Mishima K, Iwasaki K, et al.：New topics in vasopressin receptors and approach to novel drugs：role of the vasopressin receptor in psychological and cognitive functions. J Pharmacol Sci, 109：44-49, 2009.
2) Robben JH, Sze M, Knoers NV, et al.：Relief of nocturnal enuresis by desmopressin is kidney and vasopressin type 2 receptor independent. J Am Soc Nephrol, 18：1534-1539, 2007.
3) 下智比古，武輪鈴子，田中幸代，他：酢酸デスモプレシンの夜間覚醒作用が示唆された夜尿症の一

男児例. 夜尿症研究, 15：19-23, 2010.
4) 田中幸代, 武輪鈴子, 下智比古, 他：デスモプレシンが小児の短期記憶力に及ぼす影響に関する検討. 夜尿症研究, 17：23-28, 2012.
5) Sørensen PS, Vilhardt H, Gjerris F, et al.：Impermeability of the blood-cerebrospinal fluid barrier to 1-deamino-8-D-arginine-vasopressin（DDAVP）in patients with acquired, communicating hydrocephalus. Eur J Clin Invest. 14：435-439, 1984.
6) Born J, Lange T, Kern W, et al.：Sniffing neuropeptides：a transnasal approach to the human brain. Nat Neurosci, 5：514-516, 2002.

　プレー10協和®は1日1回，就寝前にスプレーを左右のどちらかの鼻腔に1噴霧（10μg）する．起床時の尿浸透圧や比重の上昇が不十分な場合，あるいは効果が不十分な場合には，スプレーを左右の鼻腔へ各1噴霧ずつに増量する（計20μg）が，1日最高用量は20μgとする．またアレルギー性鼻炎などがある場合は，本剤の吸収が著しく低下して治療効果が下がるため，鼻炎を有する場合にはその診断と治療を並行して行う．スプレーを投与する前に鼻をよくかむことも重要である．一方，口腔内崩壊錠（ミニリンメルト®OD錠）には酢酸デスモプレシン製剤を1錠中に120μgを含有するものと240μg含有するものがあるが，通常は120μgで開始して効果が低い場合に最大用量（240μg）に増量する．なお口腔内崩壊錠は点鼻スプレーと比較すると効果発現までに若干時間がかかるため（添付文書によれば酢酸デスモプレシン製剤を点鼻スプレーで10μg投与した場合のTmax平均値が0.5時間であるのに対して口腔内崩壊錠で120μg投与した場合のTmax平均値は0.9時間），筆者は就寝60分前に内服するよう指示している．また口腔内崩壊錠を服薬する際には舌下で崩壊させ口腔粘膜から吸収させる．服薬時に水分とともに飲み込んだり，口腔内で崩壊させずに嚥下をしたりすると十分な治療効果を得られないことがある．

　修学旅行や林間・臨海学校などの宿泊行事での夜尿が心配で，直前になって受診したような治療効果を急ぐ患者では，速効性のある酢酸デスモプレシン製剤は良い適応になる．ただしその場合には服薬用量調節と酢酸デスモプレシン製剤が有効である確証を得るために自宅での事前の試用が不可欠である．すなわち宿泊行事の少なくとも4週間前から自宅で服薬させ，効果が不十分な場合には用量を倍にする（ミニリンメルト®OD錠の場合240μg，鼻腔内スプレー製剤のデスモプレシン・ス

プレー10協和®の場合20μg）．なお増量の際には，基本的な服薬や行動療法を順守しているか否かを確認する（p.65，**Column⓾参照**）．

　酢酸デスモプレシン製剤による治療の問題点は，服薬中止後の再発率が約40％と高いことである[22]．再発率を低くする方法として漸減法が報告されており[23]，筆者も酢酸デスモプレシン製剤で80％以上，夜尿回数が減少したら1ヵ月ごとに投与間隔を延ばす方法（隔日投与→3日に1回投与→5日に1回投与→7日に1回投与→中止）で4ヵ月かけて漸減中止している．なお酢酸デスモプレシン製剤を用いた抗利尿ホルモン療法の重篤な副作用として，水中毒，およびそれによる低ナトリウム血症が知られている．重症の低ナトリウム血症では，脳浮腫による痙攣や昏睡，死亡も起こりうるため，投与にあたっては厳重な水分摂取管理が必要であることを患者と家族に説明する．したがって水分摂取量の自己管理が難しい小学校入学前の患者，発達障害を併存する患者，およびスポーツや塾などの習い事で夜間の飲食を制限することが困難な患者では使用しにくい．さらに初めて処方する際には，1）過度に飲水した場合は本剤の投与を行わないこと，2）発熱，胃腸炎など水分補給が必要となる急性疾患を合併した際には本剤の投与を中止すること，3）水中毒を示唆する症状（倦怠感，頭痛，悪心・嘔吐など）が現れた場合にはただちに投与を中断し，速やかに医師に連絡すること，4）他院や他科を受診する際には本剤を投与中である旨を担当医師に報告すること，なども保護者と患者に説明している．

ⓑ 抗コリン薬

　抗コリン薬は，膀胱のムスカリン受容体へのアセチルコリンの結合阻害によって副交感神経を抑制し排尿筋収縮を減弱させる効果がある．その結果，最大膀胱容量の増大と膀胱の無抑制収縮を減少させる[24]．しかしLUTSを伴わないMNEに対する抗コリン薬の単独治療効果は否定されている[25]ため，日本夜尿症学会のガイドラインでもMNEの第一選択薬としては推奨していない[26]．しかし抗コリン薬と酢酸デスモプレシン製剤との併用は，酢酸デスモプレシン製剤単独投与よりも夜尿頻度を有意に低下させる可能性があるので[27]，第一選択治療である抗利尿ホルモン療法や夜尿アラーム療法が無効だった治療抵抗性のMNE患者には治療選択肢の一つとなる．また夜尿回数の減少効果が認められる

場合には最長で 2 ヵ月以内に現れる[28]．抗コリン薬の処方に際して問題となるのは，以下に記すように，夜尿症に対する保険適用がないことである[26]．

筆者が夜尿症の患者に処方する抗コリン薬の特性と用量を下記に紹介する．

❶ **プロピベリン（バップフォー®）**：抗ムスカリン作用に加えてカルシウム拮抗作用も有する．初回投与量は 1 日 1 回 10 mg を就寝 1 時間前に内服する（ただし NMNE 患者の LUTS に対して使用する場合には，朝食後に内服）．8 歳以降で効果が不十分な場合，副作用のないことを確認して倍量（20 mg）まで増量している．保険適用症は，"神経因性膀胱，神経性頻尿，不安定膀胱，膀胱刺激状態（慢性膀胱炎，慢性前立腺炎）における頻尿，尿失禁，および過活動膀胱における尿意切迫感，頻尿および**切迫性尿失禁**"である．

❷ **オキシブチニン（ポラキス®）**：抗ムスカリン作用に加えて平滑筋の直接弛緩作用と麻痺作用を有する．抗ムスカリン作用に基づく副作用発現頻度が他の抗コリン薬と比較して高い．初回投与量は 1 日 1 回 2 mg（夜尿に対して使用する場合には就寝 1 時間前に，NMNE 患者の LUTS に対して使用する場合には，朝食後に内服）で，8 歳以降で効果が不十分な場合，副作用のないことを確認して倍量（4 mg）まで増量している．保険適用症は，"神経因性膀胱，不安定膀胱（無抑制収縮を伴う過緊張性膀胱状態）における頻尿，尿意切迫感，尿失禁"である．なおオキシブチニンは経皮吸収型製剤（ネオキシテープ®）もある（保険適用症は，"過活動膀胱における尿意切迫感，頻尿および切迫性尿失禁"）．

❸ **トルテロジン（デトルシトール®）**：ムスカリン受容体サブタイプへの選択性はなく，膀胱組織への移行性と結合親和性が高い．また分子量が大きく脂溶性が低いため脳へ移行しにくい．小児での投与量は 2 mg（就寝 1 時間前内服）である．保険適用症は，"過活動膀胱における尿意切迫感，頻尿および切迫性尿失禁"である．

その他，日本で開発された抗コリン薬であるソリフェナシン（ベシケア®）やイミダフェナシン（ウリトス®，ステーブラ®）は膀胱選択性が高く，尿意切迫感・頻尿・切迫性尿失禁に対して改善効果が期待されているが[29]，子どもへの使用報告はまだ少なく筆者もあまり使用経験がな

> **切迫性尿失禁**
> 不意に尿意が生じ（尿意切迫感），トイレまで我慢できずに遺尿（尿漏れ）をしてしまうこと．LUTS（→p.4 参照）の一つである．

い．抗コリン薬の一般的な副作用は子どもにおいては比較的少ないが口渇と便秘がある．特に夜尿症の患者の併存症としても頻度の高い便秘を増悪させる可能性があるため，抗コリン薬の投与開始前には再度，便秘の有無を確認し，必要なら便秘の治療を先に行う．また効果が認められた場合でも，2〜3ヵ月ごとに半量ずつ減量し早期の漸減中止を目指す．

ⓒ 三環系抗うつ薬

　三環系抗うつ薬は1960年代から夜尿症の治療に使用されてきたが，現在では夜尿アラーム療法や抗利尿ホルモン療法の高い安全性と有効性が確認されたため，それらの治療に抵抗性の患者に対して投与を考慮する[29]．夜尿症に対する薬理作用は解明されていないが，尿意覚醒促進作用，抗コリン作用や尿量減少作用などにより効果があると考えられている[29]．本薬剤の夜尿症に対する有効率は約50％と比較的高率に認められるが[30]，中止後の再発も多い．わが国で夜尿症（あるいは遺尿症）という保険適用症で承認されているのは，クロミプラミン（アナフラニール®），イミプラミン（トフラニール®）とアミトリプチリン（トリプタノール®）の3剤であるが，筆者はクロミプラミンの使用経験はほとんどない．

　以下に日本夜尿症学会のガイドラインに紹介されている三環系抗うつ薬投与時の注意点を記す[29]．1）初回投与量は10 mgから開始する．2）内服する時間は夕食後あるいは就寝前とする．3）副作用を認めたときはただちに内服を中止する．4）治療開始後3ヵ月でまったく効果がない場合は，漸減中止あるいは他の薬剤（抗利尿ホルモン薬や抗コリン薬）との併用療法を考慮する．5）効果が不十分な場合は体重25 kg未満の場合は20 mgに，25 kg以上の場合は25〜30 mgに増量する．6）効果がある場合は，効果を維持できる最少量まで漸減する．7）耐性化のリスクを軽減するために，3ヵ月ごとに2週間の休薬期間を設ける．

　三環系抗うつ薬の副作用の多くは抗コリン作用によるもので，体位性低血圧・口渇・便秘・発汗・頻脈・悪心・倦怠感・不眠[24]などが約5％にみられる．これらは投薬中止で改善するが，最も重篤な副作用は，心毒性（刺激伝導障害と心筋機能障害）で死亡例の報告もある[31]．したがって処方にあたっては，夜尿症の治療を専門にしている医師による投薬が望ましい．また患者自身あるいは家族に，動悸，失神やQT延長

症候群などの既往がある場合には本薬剤の投薬前に小児循環器専門医へのコンサルテーションが推奨されている[29].

夜尿アラーム療法

夜尿アラーム療法は，夜間睡眠中に排尿が起こると尿の水分をアラームセンサーが感知して警報音や身体への振動刺激により夜尿症の患者を覚醒させる治療法である[1]．Mowrer らが行動療法の一つとして初めて報告[32]して以来，有効性を示す多くのエビデンスが存在する．ICCS の診療ガイドラインにおいて第一選択の治療とされており治癒率は約70%，再発率は15%程度である[33]．夜尿アラーム療法の作用機序は明確にはなっていないが，夜尿症患者の未熟な排尿反射抑制神経回路を，膀胱が充満したときに覚醒させることで強化する，ある種の条件づけ療法と考えられる(**Column ❼**)．すなわち夜尿のない子どもでは，膀胱が尿で充満すると膀胱の伸展刺激が脊髄を経て橋の排尿中枢(青斑核)を介して大脳へ伝わり，高位蓄尿中枢が睡眠中の排尿を抑制するシグナルを発し，膀胱の収縮は抑制される(夜尿が起こらない)．夜尿アラーム療法はこの神経反射回路を強化するものと思われる．実際，夜尿アラーム療法で治癒した患者においては睡眠中の膀胱容量(蓄尿量)の増加がみられる[34]．

ⓐ 夜尿アラーム療法の適応症例

夜尿アラーム療法は1週間に3回以上，夜尿があり，患者も保護者も治療に対して意欲的な場合に効果がある．患者のやる気と家族の夜尿アラーム療法への理解があれば，7歳未満でも実施可能である．行動療法が無効で積極治療を行う場合，理論的には夜間多尿のタイプ(日本人の場合，夜間尿量が「25×(年齢+2)mL[35]」で計算される**期待膀胱容量**の130%以上)には抗利尿ホルモン療法が，それ以外(特に機能的膀胱容量が過少なタイプ：機能的膀胱容量が**期待膀胱容量**の65%以下)には夜尿アラーム療法が推奨されるが，最終的にどちらを選択するかについては患者や家族と十分に相談して決める[6]．逆に夜尿アラーム療法が第一選択となりにくいのは，1)短期間での夜尿の改善が目標である，2)患者か家族が夜尿アラーム療法を望まない，3)夜尿回数が週に1〜2回

> **期待膀胱容量①**
> 年齢から予測される正常膀胱容量(蓄尿可能容量)で，ICCSでは[30＋(年齢×30)]mLで計算(年齢は"年"で計算)するとしている.

（非頻回），4）保護者が夜尿アラーム療法をストレスに感じる，5）保護者が患者に対して怒りを示したり，消極的であったり，患者を責める，といった場合である．

夜間覚醒させることの是非

　夜尿症の子どもの親から，「夜尿をする時間帯はだいたいわかっているので，その前に子どもを起こしてトイレで排尿させてよいか」という質問を受けることがある．また親は起こしていなくても，祖父母などの同居人が患者を起こしてトイレに行かせている場合もある．このように患者本人の夜間睡眠中の尿意の有無や膀胱の充満とは無関係に介助者が患者を起こすことには問題がある．なぜなら近年の研究で，夜間の睡眠を妨げると尿中ナトリウム排泄量やプロスタグランジンなどの利尿促進因子が増え，夜間多尿になると考えられているからである[1]．したがって熟睡している子どもを排尿のために夜間，覚醒させることは勧められない．しかし親に睡眠中の子どもを起こさないように指導すると，「夜間睡眠中の子どもを夜尿アラーム療法で覚醒させることは問題ないのですか？」とよく聞かれる．夜尿アラーム療法は夜尿症の子どもの約70％に効果があり副作用もほとんどないため，夜尿症治療の第一選択とされる治療法である．なぜ夜尿をしてしまう前に睡眠中の子どもを起こすのは勧められなくて，夜尿アラーム療法で起こすのは勧められるのか？　両者の差は起こすタイミングである．夜尿アラーム療法は，夜尿症の子どもで未発達と考えられている睡眠中の排尿反射抑制系を強化する条件づけ療法で，膀胱が尿で充満したときに中枢神経系を刺激することが目的である．すなわち夜尿のない子どもでは，膀胱が尿で充満すると，その刺激が脊髄を経て橋の排尿中枢（青斑核）を介して大脳へ伝わり，高位蓄尿中枢が睡眠中の排尿を抑制するシグナルを発すると膀胱の収縮は抑制される（夜尿が起こらない）．夜尿アラーム療法はこの神経回路を強化すると考えられる．したがって膀胱が充満する前に覚醒させると，尿による膀胱の充満刺激が中枢神経系に伝達されないため，この排尿抑制回路の成熟が遅れる可能性がある．

　しかし，特殊な状況では，夜間睡眠中の患者を介助者が起こしてトイレに行かせて排尿を促すことも容認される．例えば夜尿症の治療途中の子どもが修学旅行やキャンプなど短期間の宿泊行事への参加を希望しているが，夜尿の不安があるような場合，保護者が引率者である教員に依頼し，患者の夜尿の起こりやすい時刻の1時間程度前に友人に気づかれないように起こしてもらうことはまったく問題ない．

文献　1）日本夜尿症学会・夜尿症診療ガイドライン作成委員会：夜尿症の診療において夜中に起こすことは効果があるか．夜尿症診療ガイドライン2016 初版, 62-65, 診断と治療社, 2016.

ⓑ 夜尿アラーム療法の実際

現在，わが国において容易に入手可能な夜尿アラームは，アラームセンサーをパンツに装着するコード型と，アラームセンサーがオムツについているワイヤレス型の2種類・3機種ある（図1-7）．以下に使用方法の概略を紹介する．

① 毎晩就寝前に患者自身でアラームが鳴るか，テストをする．
② 夜尿アラームがコード型の場合はアラームユニットをパジャマの襟もとに，センサーは汗で湿る部位を避けて，尿により濡れそうなパンツ前面に取り付ける（図1-8）．
③ 夜尿アラーム導入当初は毎晩警報が鳴るため，電池の消耗が早い．動作が不良のときはまず電池を交換する．
④ 警報が鳴ったときはできるだけ患者を早く起こす．治療開始直後の患者は覚醒困難なことが多い．患者自身はほとんど起きることができないことを，あらかじめ保護者に伝えておく．
⑤ 夜尿アラーム開始後1〜2週間で外来を受診させるか，電話で使用状況をフォローアップすることが望ましい．
⑥ 夜尿アラーム療法の早期効果が良好であれば治療を継続する．4週間以内にみられる早期効果としては，「夜尿量が少なくなった」，「警報で覚醒するようになった」，「アラーム音が鳴る時刻が深夜から早朝に

ウェットストップ3
（コード型・電池式，装着型，バイブレーション機能あり）

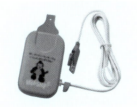

参考価格 7,776円
株式会社MDK
http://www.mdkinc.co.jp/

ちっちコール4
（コード型・電池式，装着型，バイブレーション機能なし）

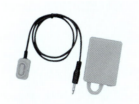

参考価格 7,200円
石黒メディカルシステム株式会社
http://www.ishiguro-medical.jp/

ピスコール2
（ワイヤレス型・充電式，バイブレーション機能あり）

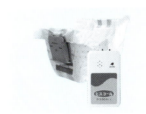

参考価格 18,576円（パッド30枚付）
株式会社アワジテック
http://www.pisscall.jp/
（レンタルシステムあり）

図1-7　わが国において入手可能な夜尿アラーム

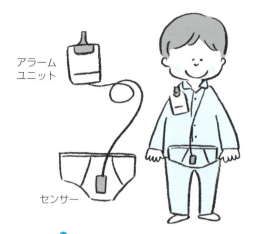

図 1-8 夜尿アラームの取り付け方
コード型はアラームユニットをパジャマの襟もとに，センサーはパンツ前面に取り付ける

移行してきた」，「アラーム音が一晩に鳴る回数が減った」，「夜尿の日数が減ってきた」などがあげられる．

ⓒ 夜尿アラーム療法の効果発現

夜尿アラーム療法には速効性はなく，効果を実感するまでに数ヵ月以上かかることも多い．「夜尿なし」の状態に最も多くの患者が達した週数は 6 週との報告[36]があるため，治療は少なくとも 6 週間～6 ヵ月継続する．治療効果が出現した後も 14 日間連続で夜尿が消失するまで治療は続ける．逆に夜尿アラーム療法を 3～6 ヵ月行ってもまったく効果がない場合は別の治療を選択する．また夜尿が再発した場合には，再度夜尿アラーム療法を行うが，再発リスクを軽減する方法としてオーバーラーニングが推奨されている[6]．オーバーラーニングとは夜尿アラーム療法により夜尿症が消失した時点で，睡眠 1 時間前に飲水する量を増加させて夜尿をしやすい状況にして夜尿アラームを継続する方法で，1 ヵ月オーバーラーニングを行っても再発がなければ治療を終了できる．

ⓓ 夜尿アラーム療法の問題点

夜尿アラーム療法の最大の問題点は，他の治療に比べてドロップアウ

トする率が約30％と高いことがあげられる[37]．治療から脱落してしまう主な理由としては，警報音が鳴ったときに保護者が睡眠中の患者を起こす必要があること，センサー装着の違和感や他の家族の反対などである．

ICCSの診療ガイドラインでは，夜尿アラームの警報が鳴ったときに保護者は患者を完全に覚醒させて，トイレで排尿させ再度アラームセンサーを装着させることを勧めている．この間，保護者は患者が再び深い眠りにつかないように付き添うべきであるともしている[6]．この一連の行動により保護者は睡眠不足になり，その結果として治療から脱落する大きな原因となる．このため，「夜尿アラームの警報が鳴っても親は患者を起こさなくてもよい」と指示する医師もいる．筆者もその1人であるが，それには根拠がある．すなわち筆者らが最近行った後方視的検討で，夜尿アラームの警報音が鳴ったときに親が患者を「起こした」場合と「起こさなかった」場合で3～4ヵ月後の夜尿症の治癒率に統計学的有意差はなかった[38]．したがって現時点では筆者は「患者自身が夜尿アラームの警報音に反応せず完全に目覚めることが困難であれば保護者は無理に起こす必要はない」と説明している．またオーストラリアのグループも夜尿アラーム療法の患者の覚醒度合いによる有効性の違いをみる目的で，しっかりと覚醒させた場合とそうでない場合の治療効果を比較し，両群間に統計学的有意差はなかったとしている[39]．

5 その他の特殊な治療

これまで述べてきた治療法は比較的高いエビデンスレベルの治療法である．しかし，これらがすべての患者に有効なわけではない．そういった状況では補完代替医療が行われることがある（Column ❸）．

筆者は，エビデンスのある行動療法や夜尿アラーム療法，および抗利尿ホルモン療法をはじめとする薬物療法に対して抵抗性の夜尿症患者とその保護者が望むなら，十分に話し合い，安全性が担保される補完代替医療であれば試している．

夜尿症に対する補完代替医療

　21世紀に入ってから医療はEBM（根拠に基づいた医療 evidence-based medicine）という診療理念が重視されるようになった．EBMは安全で効果的な医療を提供することを目的として，最新の臨床研究に基づいて統計学的に有効性が証明された医療のことで，各種のガイドラインで紹介されているものの多くはEBMである．昨年，日本夜尿症学会が発刊した「夜尿症診療ガイドライン」も夜尿症の治療におけるEBMをまとめた内容になっている．しかし高いエビデンスレベルの治療法がすべての患者に有効なわけではない．実際，子どもの夜尿症の約三分の一はこのガイドラインに紹介された第一選択治療を行っても治癒しない．またEBMの根拠になるデータが十分そろっていない疾患や致死的な疾患などEBMを適用しにくい状況も少なくない．そういった状況では補完代替医療が行われることがある．

　夜尿症の治療においても数多くの補完代替医療が報告されている．代表的なものとして，漢方治療，催眠療法，鍼治療，カイロプラクティック，ホモトキシコロジー，および神経変調療法などがあげられる[1]．エビデンスに基づく近代西洋医学を学んだ若い医師の中には，補完代替医療を利用することに拒否反応を示す医師もときに見かけるが，筆者は，EBMで治癒しない難治性の夜尿症の子どもとその保護者が望むなら，十分に話し合い，安全性が担保される方法であれば試してみたいと考えている．

　実際の夜尿症の子どもに対して比較的安全かつ安価に始められるものとしては漢方薬による治療がある．夜尿症に対する効果が報告されているものとして，小建中湯，白虎加人参湯，柴胡桂枝湯，葛根湯，桂枝加竜骨牡蛎湯，当帰四逆加呉茱萸生姜湯，抑肝散，甘麦大棗湯などがある[2-4]．

文献
1) 日本夜尿症学会・夜尿症診療ガイドライン作成委員会：夜尿症の治療総論．夜尿症診療ガイドライン2016 初版，18-24，診断と治療社，2016．
2) 小川由英，外間実裕：排尿障害に対する漢方診療．外科治療，97：482-488，2007．
3) 岩間正文，入山忠津子：夜尿症に対する白虎加人参湯の効果．日小児東洋医会誌，24：7-10，2010．
4) 上仁数義，益田良賢，花田英紀，他：難治性夜尿症に対する漢方薬少量併用の有用性について．夜尿症研究，9：59-65，2004．

Point

① 子どもの夜尿症の治療は，生活指導を含む行動療法，積極治療，およびその他の治療に分けられる．

② 小学校入学前の患者は自然治癒率が高いことから積極治療は行わず行動療法にとどめる．

③ すべての患者に対してまずは行動療法を行い，効果がなければ積極治療を併用する．

④ 治療前後で夜尿回数（日数）が半減することをもって効果ありと判定する．

⑤ 生活指導としては，夕方以降の塩分・水分の摂取制限，早寝早起き，就眠前の完全排尿，睡眠中の寒さや冷え対策が，またその他の行動療法としては排尿訓練や便秘対策があげられる．

⑥ 積極治療の第一選択は抗利尿ホルモン療法と夜尿アラーム療法である．どちらを行うかは患者と親の意向を尊重する．学校の宿泊行事での夜尿が心配で直前に受診した患者では，速効性のある抗利尿ホルモン療法が，1週間に3回以上夜尿があり急がない場合には夜尿アラーム療法が良い適応となる．

⑦ 積極治療でも効果がなければ，それらを併用し，それでも改善しない場合には専門家への紹介を考慮する．

⑧ わが国で夜尿症の保険適用を受けた抗利尿ホルモン療法の薬剤として点鼻薬（デスモプレシン・スプレー10協和®）と口腔内崩壊錠（ミニリンメルト®OD錠）がある．

⑨ 抗コリン薬は，非単一症候性夜尿症患者の昼間尿失禁の治療や抗利尿ホルモン療法や夜尿アラーム療法が無効の治療抵抗性の夜尿で選択肢の一つとなる．わが国ではプロピベリン（バップフォー®），オキシブチニン（ポラキス®）などが用いられる．

⑩ 三環系抗うつ薬も夜尿アラーム療法や抗利尿ホルモン療法に抵抗性の患者で投与を考慮するが，致死的不整脈などの重篤な副作用報告があるため夜尿症の治療を専門にしている医師による投薬が望ましい．わが国ではクロミプラミン（アナフラニール®），イミプラミン（トフラニール®）とアミトリプチリン（トリプタノール®）が用いられる．

⑪ 夜尿アラーム療法は，夜間睡眠中に排尿が起こると尿の水分をアラームセンサーが感知して警報音や身体への振動刺激により夜尿症の患者を覚醒させる治療法で，治癒率は約70%，再発率は15%程度である．

文献

1) 夜尿症診療ガイドライン作成委員会：夜尿症の治療総論．夜尿症診療ガイドライン2016 初版，日本夜尿症学会 編，18-24，診断と治療社，2016．
2) 夜尿症診療ガイドライン作成委員会：夜尿症の診療アルゴリズム．夜尿症診療ガイドライン2016 初版，日本夜尿症学会 編，xv，診断と治療社，2016．
3) Austin PF, Bauer SB, Bower W, et al.：The standardization of terminology of lower urinary tract function in children and adolescents：update report from the Standardization Committee of the International Children's Continence Society. J Urol, 191：1863-1865. e13, 2014.
4) 夜尿症診療ガイドライン作成委員会：夜尿症の診療において生活指導は推奨されるか．夜尿症診療ガイドライン2016 初版，日本夜尿症学会 編，55-57，診断と治療社，2016．
5) 相川 務：水負荷試験の結果から夕食後の水分制限の妥当性を探る．夜尿症研究，12：45-49, 2007．
6) Neveus T, Eggert P, Evans J, et al.：International Children's Continence Society：Evaluation of and treatment for monosymptomatic enuresis：a standardization document from the International Children's Continence Society. J Urol, 183：441-447, 2010.
7) Imamura T, Ishizuka O, Nishizawa O：Cold stress induces lower urinary tract symptoms. Int J Urol, 20：661-669, 2013.
8) Van Hoeck KJ, Bael A, Van Dessel E, et al.：Do holding exercises or antimuscarinics increase maximum voided volume in monosymptomatic nocturnal enuresis? A randomized controlled trial in children. J Urol, 178：2132-2136, 2007.
9) 山西友典，始関吉生，五十嵐辰男，他：夜尿症の治療 膀胱訓練．日本泌尿器科学会雑誌，77：1868-1873, 1986．
10) Cayan S, Doruk E, Bozlu M, et al.：The assessment of constipation in monosymptomatic primary nocturnal enuresis. Int Urol Nephrol, 33：513-516, 2001.
11) Loening-Baucke V：Urinary incontinence and urinary tract infection and their resolution with treatment of chronic constipation of childhood. Pediatrics, 100：228-232, 1997.
12) 小児慢性機能性便秘症診療ガイドライン作成委員会：定義と分類．小児慢性機能性便秘症診療ガイドライン 初版，日本小児栄養消化器肝臓学会・日本小児消化管機能研究会 編，14-16，診断と治療社，2013．
13) Joensson IM, Siggaard C, Rittig S, et al.：Transabdominal ultrasound of rectum as a diagnostic tool in childhood constipation. J Urol, 179：1997-2002, 2008.
14) 小児慢性機能性便秘症診療ガイドライン作成委員会：維持療法．小児慢性機能性便秘症診療ガイドライン 初版，日本小児栄養消化器肝臓学会・日本小児消化管機能研究会 編，46-49，診断と治療社，2013．
15) Caldwell PH, Nankivell G, Sureshkumar P：Simple behavioural interventions for nocturnal enuresis in children. Cochrane Database Syst Rev, 7：CD003637, 2013.
16) van Londen A, van Londen-Barentsen MW, van Son MJ, et al.：Arousal training for children suffering from nocturnal enuresis：a 2 1/2 year follow-up. Behav Res Ther, 31：613-615, 1993.
17) Knepper MA：Molecular physiology of urinary concentrating mechanism：regulation of aquaporin water channels by vasopressin. Am J Physiol, 272：F3-12, 1997.
18) Zaoral M：Vasopressin analogs with high and specific antidiuretic activity. Int J Pept Protein Res, 25：561-574, 1985.
19) Dimson SB：Desmopressin as a treatment for enuresis. Lancet, 1：1260, 1977.
20) 中目 暢，北山 慎：夜尿症に対するデスモプレシン・スプレー10 協和の使用成績調査．夜尿症研究，15：13-18, 2010．
21) 横谷 進，Norgaard JP：夜間尿浸透圧低下型夜尿症に対するデスモプレシン口腔内崩壊錠の有効性と安全性 臨床第Ⅲ相試験．Progress in Medicine, 33：2445-2454, 2013．
22) Wille S：Comparison of desmopressin and enuresis alarm for nocturnal enuresis. Arch Dis Child, 61：30-33, 1986.
23) Vande Walle J, Rittig S, Bauer S, et al.：American Academy of Pediatrics；European Society for Paediatric Urology；European Society for Paediatric Nephrology；International Children's Continence Society：Practical consensus guidelines for the management of enuresis. Eur J Pediatr, 171：971-983, 2012.
24) Persson-Jünemann C, Seemann O, Köhrmann KU, et al.：Comparison of urodynamic findings and response to oxybutynin in nocturnal enuresis. Eur Urol, 24：92-96, 1993.
25) Lovering JS, Tallett SE, McKendry JB：Oxybutynin efficacy in the treatment of primary enuresis. Pediatrics, 82：104-106, 1988.
26) 夜尿症診療ガイドライン作成委員会：夜尿症の診療において抗コリン薬は推奨されるか．夜尿症診療ガイドライン2016 初版，日本夜尿症学会 編，79-82，診断と治療社，2016．
27) Austin PF, Ferguson G, Yan Y, et al.：Combination therapy with desmopressin and an anticholinergic medication for nonresponders to desmopressin for monosymptomatic nocturnal enuresis：a randomized, double-blind, placebo-controlled trial. Pediatrics, 122：1027-1032, 2008.
28) Nevéus T：Nocturnal enuresis-theoretic background and practical guidelines：Pediatr Nephrol, 26：1207-1214, 2011.
29) 夜尿症診療ガイドライン作成委員会：夜尿症の診療において三環系抗うつ薬は推奨されるか．夜尿症診療ガイドライン2016 初版，日本夜尿症学会 編，83-87，診断と治療社，2016．
30) Monda JM, Husmann DA：Primary nocturnal enuresis：a comparison among observation, imipramine, desmopressin acetate and bed-wetting alarm systems. J Urol, 154：745-748, 1995.

31) Swanson JR, Jones GR, Krasselt W, et al.：Death of two subjects due to imipramine and desipramine metabolite accumulation during chronic therapy：a review of the literature and possible mechanisms. J Forensic Sci, 42：335-339, 1997.
32) Mowrer OH, Mowrer, WM：ENURESIS-A METHOD FOR ITS STUDY AND TREATMENT. Am J Orthopsychiatry, 8：436-459, 1938.
33) Glazener CM, Evans JH, Peto RE：Alarm interventions for nocturnal enuresis in children. Cochrane Database Syst Rev, CD002911, 2005.
34) Oredsson AF, Jorgensen TM：Changes in nocturnal bladder capacity during treatment with the bell and pad for monosymptomatic nocturnal enuresis. J Urol, 160：166-169, 1998.
35) Hamano S, Yamanishi T, Igarashi T, et al.：Evaluation of functional bladder capacity in Japanese children. Int J Urol, 6：226-228, 1999.
36) Cutting DA, Pallant JF, Cutting FM：Nocturnal enuresis：application of evidence-based medicine in community practice. J Paediatr Child Health, 43：167-172, 2007.
37) Hanks JW, Venters WJ：Nickel allergy from a bed-wetting alarm confused with herpes genitalis and child abuse. Pediatrics, 90：458-460, 1992.
38) 駿田竹紫，木野仁郎，木全貴久，他：夜尿症における夜尿アラーム療法の効果的方法の検討 覚醒か？非覚醒か？日小児会誌, 120：329, 2016.
39) Caldwell PH, Sureshkumar P, et al.：A randomised controlled trial of a code-word enuresis alarm. Arch Dis Child, 101：326-331, 2016.

Case study
～診療のすすめかた～

- **Case 1** 小学校入学前の夜尿症児　54
- **Case 2** 抗利尿ホルモン療法が著効した
小学校低学年児童　60
- **Case 3** 夜尿アラーム療法が著効した
小学校高学年児童　67
- **Case 4** 夜尿アラーム療法と抗利尿ホルモン療法を
併用した小学校高学年児童　72
- **Case 5** 非単一症候性夜尿症の小学校低学年児童　77
- **Case 6** 夜尿症で来院した注意欠如・多動性障害の
小学校高学年児童　83
- **Case 7** 夜尿症に便秘を伴う小学校高学年児童　89
- **Case 8** 治療を中断した難治性夜尿症の
小学校低学年児童　99

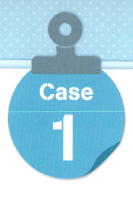

Case 1 小学校入学前の夜尿症児

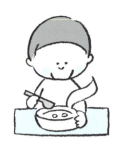

症　例	5歳6ヵ月，男児

家族歴　夜尿症の家族歴なし

既往歴　在胎週数39週4日，自然経腟分娩，出生体重3,150 g. アレルギーを含めて特記すべきことなし.

現病歴　4歳で日中の排尿は自立したが，6ヵ月以上夜尿をしなかった期間はなく，現在も連日の夜尿を認めている．日中の遺尿はなく遺糞もない．同年代の友達はすでに夜尿がないが，5歳を超えても連日，多量の夜尿を認めること，翌年の4月に小学校に入学することから母親が夜尿症の原因精査と治療を希望して受診した．

身体所見　体格・栄養状態は身長109 cm，体重17 kgと標準的であり発達の遅れも認めなかった．扁桃肥大はなく，腹部に便塊を触知しない．腰仙部にも先天性皮膚洞(hip dimple)や異所性毛髪などの異常所見を認めない．また下肢深部腱反射は正常であった．

 生活歴

- **夕食終了時刻**：19時，就寝時刻：20時前，起床時刻：6時30分頃
味噌汁やスープが好物であり，夕食時には必ず汁物が出る．夕食時の水分摂取量はコップ1杯(約200 mL)である．夕食後から睡眠までの間は水分をほとんど摂取しない．就寝前には必ずトイレで排尿させている．

 検査所見

- **起床時第一尿検査**：比重：1.020，pH 5.0，糖(−)，タンパク(−)，潜血(−)，沈渣 異常所見なし．

- **腹部エコー所見**：腎臓や膀胱の形態やサイズに異常はない．また尿管の拡張所見もない．便塞栓の存在を示唆する所見（膀胱後面に横径30 mm 以上の拡張した直腸）も認めない．

診療経過

初診時のアセスメント

初診時は，1) 詳細な病歴聴取，2) 身体診察，および 3) 尿検査と腹部超音波検査を行った．その結果，患者は生来の夜尿がこれまで消失したことがなく，また LUTS を合併していないため，一次性の MNE と診断した．

小学校入学前の幼児期の夜尿症は自然治癒の可能性も高いため，生活指導を中心とした行動療法以外の積極治療は行わない．したがって以下の行動療法を母親に指導するとともに「あまり神経質にならずに，ゆとりをもって経過を見守りましょう」と説明した．

❶ **中途覚醒を強制しない**：夜間に起こして排尿させると夜間蓄尿量を低下させるだけでなく，夜間尿量をむしろ増やす可能性がある．

❷ **水分や塩分の摂り方**：幼児期には厳格な水分制限は必要ないが，習慣的に水分を多く摂っていることが夜尿の原因となることがあり，朝と昼に水分を多めに摂り，夕方からは少なくする工夫をする．最近の子どもは咀嚼がおろそかとなり，一口食べてはお茶を飲むなどの習慣があるため，そのような習慣がないかを確認し夕食以降の水分や塩分の摂取を控えるように指導する．具体的には，塩分とカリウムの多い味噌汁，スープや麺類の汁，鍋物の汁はできるだけ飲まないようにすること，カフェインの入った飲み物やカルシウムの多い牛乳は利尿効果を有するため夕食時やそれ以降には飲ませず，朝や昼に摂取させること，および果物やアイスクリームも夕食以降には摂取させないことなどを実行してもらうことにした．

❸ **就寝前の排尿の習慣づけ**：睡眠中の膀胱の蓄尿量を多くするために就寝直前に完全排尿することは重要である．

❹ **夜尿がなかった日にご褒美を与える**：**排尿日誌**とは別に，夜尿の有無を患者自身で記録する"おねしょカレンダー"をつけさせ，夜尿のなかった日には好きなシールを貼り，一定の数（例：10 個程度）溜まっ

たら，小さなご褒美(例：好きなお菓子)を与えるなどと決めて行うと治療意欲が上がり，有効であるというエビデンスがある．また，夜尿のない日が1週間続いたら，好きな本を買い与えるといったご褒美でも治療意欲が引き出される．逆に夜尿をしたことに対してペナルティを与えることは禁忌である．

❺ **機能的膀胱容量の増加**：日中に早め早めにトイレに行くことを促したり，時間を決めて早めに排尿させる(**定時排尿**)ことは，膀胱に蓄尿させる機会を減少させる．自己で尿意を感じて排尿する機会を与えることが**機能的膀胱容量**(膀胱に蓄尿可能な尿量)を増加させるために有効である．

❻ **冷え対策**：身体の冷えは尿意切迫や夜間多尿，残尿といった**LUTS**を誘発することが知られている．したがって寒い季節には就寝前にゆっくり入浴させ，厚めの下着を着て温めておいた布団に入る，腹巻きや靴下を履かせたりする，など四肢だけではなく，体幹から温める冷え対策で夜尿が改善する場合がある．

> **定時排尿**
>   尿意の有無に関係なく一定時間ごと(例：2時間に一度)に排尿すること．昼間尿失禁に対する第一選択の治療方法であり，適切な排尿習慣を身につけるためには有効であるがMNEには逆効果である．

　患者の病歴聴取結果に基づいて修正できる箇所を説明した．
　夕食後就寝までが1時間と短いので，可能な範囲で夕食の時間を早めて就寝までの時間を長くとること，そして夕食時の味噌汁やスープは塩分過多になるためできれば避けて，摂るのであれば具材のみにすることを指導した．

2回目の来院(初診から4週間後)

　初診から4週間後に母親のみ再来院してもらい，夜尿の状況について確認した．前回受診後から夕食を18時に変更し，味噌汁やスープは朝食時に摂取するように変更していた．その結果，連日だった夜尿症は28日のうち25日(夜尿減少率：11%)と成功する日が出てきた．成功した日のカレンダーに自分でシールを貼るようご褒美を与えていたので，その方法を含めて行動療法の継続を指示した．

3回目の来院(初診から12週間後)

　2回目の受診から8週間後(夏季)に母親のみ受診してもらい，夜尿の状況について確認した．夜尿回数は56日のうち25日(夜尿減少率：

55％）と **ICCS の判定基準**（表 1-4）で"有効"と判断し，行動療法の継続を指示した．

4 回目の来院時（初診から 24 週間後）

3 回目の来院から 12 週間後（秋季）に母親に再来院してもらい，夜尿の状況について確認した．一般に寒い季節になると，発汗が減り夜間の尿量が多くなるため，夜尿症は増悪しやすい．しかし患者の夜尿回数は 84 日のうち 7 日（夜尿減少率：92％）と"有効"が維持されており悪化は認めなかった．そこで行動療法のみ継続することを説明した．

5 回目の来院（初診から 44 週間後）

4 回目の来院から 20 週間後に母親にのみ再来院してもらった．この来院の 2 週間前に小学校に入学した．夜尿回数は 140 日のうち 10 日（夜尿減少率：92％）であり，入学後は一度も夜尿はないとのことであったので，夏休みまで行動療法を継続し，夜尿の悪化があるようなら再診してもらうよう説明，終診とした．

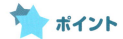
ポイント

幼児期の夜尿は，発育過程にみられる生理現象と考えられる．一般的に 3 歳頃までに反射的排尿を抑制する高位中枢が発達するために排尿抑制が可能となり，昼間の遺尿がみられなくなる．さらに 4 歳頃には，次第に夜間の不随意排尿も解消し，尿が膀胱に充満するまで溜められるようになり，**機能的膀胱容量**が増加する．また睡眠依存性ホルモンとされる**抗利尿ホルモン**の夜間分泌量が増加し，夜間尿量が減少することでも夜尿回数が減少し自立していく．

就学直前の 5〜6 歳では夜尿の頻度は約 20％であり，幼児期の夜尿は成長とともに夜尿は改善していくことが多い．自然消失率は 5 歳以降，年 15％程度と報告されている．この自立過程には個人差が大きいことを親に説明し，理解してもらい，焦らずに温かく見守る環境づくりを心がけてもらう．「本当に治るのか」という不安が強い親には，前年の同じ季節と比較して改善した点を確認させるようにするとよい．例えば，「一晩に数回していた夜尿が 1 回に減少していないか？」，「寝入り

ばなにみられていた夜尿が明け方にみられるようになっていないか？」，「多量の夜尿が少量になっていないか？」などを確認し，改善していれば，それは治癒の過程であることを説明し安心させる．

したがって自然治癒が十分期待できる小学校入学前の幼児の一次性のMNEに対しては，薬物療法や夜尿アラーム療法などの積極治療は必要ない．しかし「そのうちに治る」と安易な対応はせず，母親の不安に対して真摯に向き合い，行動療法で経過をみながら，小学校入学以降にも夜尿が続く場合は積極治療を行うことを説明するべきである．その際の母親への指導の要点は以下のような「起こさない，怒らない，焦らない」の"3ない"指導である．

❶ **夜間起こさない**：夜間に起こして排尿をさせると睡眠リズムが乱れ，夜間の尿量を調節する抗利尿ホルモンの分泌を減らし夜間に尿を溜める機会がなくなり，夜間蓄尿量を低下させるため，夜尿を長引かせる原因となる．この時期は睡眠のリズムを確立させることが重要であり，夜間は起こさずに経過をみる必要がある．

❷ **怒らない**：夜尿は睡眠中に無意識に排尿してしまっているため，怒っても治ることはなく，かえって劣等感を生むことになる．実際に，夜尿症児は自尊心が低下していることが報告されている．むしろご褒美を決めて行うと効果が上がると考えられているため，夜尿のなかった日の朝は，褒めることが大切である．

❸ **焦らない，比べない**：夜尿症は治療を開始したからといってすぐに治る疾患ではなく，また排尿の自立の過程には個人差が大きい．同級生や他のきょうだいと比較はせず，家族一緒に焦らずに見守ることが必要である．

オムツの使用に関しては，着用することで夜尿症が長期化するという前方視的ランダム化比較対照試験はないこと，一方で快適な睡眠が得られやすいことや布団の洗濯が不要になり母親のストレスも軽減することなどから，筆者は「患者本人と親が望むのであれば，使用して構わない」と考えている（**Column ❾**）．

オムツの使用は是か非か？

　夜尿症の患者の親から，「オムツをして寝かせてよいか？」と聞かれることがある．この質問の背景には「オムツをしていると夜尿を感じにくくなり，自覚が促されないために夜尿の治癒を妨げるのではないか？」と考えている親が多いことがある．オムツ使用の是非については，少なくとも3つの観点から考える必要がある．すなわち，1)オムツ使用が夜尿症の治癒に及ぼす影響，2)オムツ使用が夜尿症の子どもの睡眠に及ぼす影響，そして3)オムツ使用が学童期の子どもの自尊心に及ぼす影響，である．

　いずれについても前方視的ランダム化比較試験は存在しないので結論は出ていないが，1)に関してはオムツ使用に否定的な論文がある．すなわち夜尿症の子どもに対する行動療法開始後6ヵ月時点で，オムツを使用していた患者とオムツを使用していなかった患者を比較したところ，オムツを使用していなかった患者に夜尿のなかった日が多かったと報告している[1]．一方，2)についてはオムツ使用に肯定的な論文がある．具体的にはオムツを使用した夜尿症患者とオムツを使用しなかった夜尿症患者について，アクチグラフ（非利き腕や足首に加速度センサーをつけることにより微細運動を感知し，就寝後の睡眠と覚醒を判別しデータ化して記録する機器）と睡眠日誌を用いて睡眠の質を評価した結果，オムツを使用しない患者の睡眠の質は低下していたと報告している[2]．また3)に関しては該当する論文は見当たらない．これらに加えて，オムツの使用には経済的負担が生じる一方，衣類や寝具の洗濯が保護者にとって精神的・肉体的負担になっている場合もある．筆者は「基本的に成長期にある子どもは十分かつ良質な睡眠をとる必要がある」と考えている．

　以上のことから，筆者は「オムツをしてよいか？」と聞かれたら，「本人もお母さんも望むなら使ってよいですよ」と答えることにしている．

文献
1) van Dommelen P, Kamphuis M, van Leerdam FJ, et al.：The short-and long-term effects of simple behavioral interventions for nocturnal enuresis in young children：a randomized controlled trial. J Pediatr, 154：662-666, 2009.
2) Kushnir J, Cohen-Zrubavel V, Kushnir B：Night diapers use and sleep in children with enuresis. Sleep Med, 14：1013-1016, 2013.

Case 2 抗利尿ホルモン療法が著効した小学校低学年児童

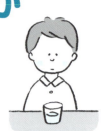

> **症　例**　7歳4ヵ月，男児
> **家族歴**　5歳の弟はすでに夜尿はしてない．父親（35歳）が小学校低学年まで週に2〜3回，夜尿をしていた記憶あり．
> **既往歴**　アレルギーを含めて特記すべきことなし．
> **現病歴**　生来健康．図2-1の質問票に記載のように，3歳になった頃から日中の排尿は自立しているが夜尿をしなかった日はない．現在も連日の夜尿を認めている．夜尿後にパンツを履き替えても朝起床するまでに再度，夜尿をすることも多い（週に2〜3回）．しかしこの1年間は昼間の尿失禁や便失禁は認めていない．
> **身体所見**　体格・栄養状態は身長123 cm，体重25 kgと標準的である．扁桃肥大はなく，腰仙部にも異常所見を認めない．また腹部の触診で便塊に触れることもない．

検査所見

- **起床時第一尿検査**：比重：1.014，pH 5.0，糖（−），タンパク（−），潜血（−），沈渣 異常所見なし．
- **腹部エコー所見**：腎臓や膀胱の形態やサイズに異常はない．また尿管の拡張所見もない．便秘を示唆する所見も認めない．

診療経過

初診時のアセスメント

　生来の夜尿がこれまで消失したことがなく，またLUTSを合併していないことから一次性のMNEである．子どもの夜尿症ではこのタイプが最も多い．本症例では便秘や発達障害の併存症も認めないが，夜尿

おねしょのことで受診されるお子様の保護者の方へ

わかる範囲で結構ですので，以下の質問にお答えくだされば，幸いです．
名前：○△　□男　性別：男，女（いずれかに○を付けてください）　年齢：○歳○ヵ月

- ご家族に小学生になってもおねしょをしていた方はいらっしゃいますか？
  □わからない，☑いる　⇒「いる」とお答えの方に伺います．次のどなたですか？
  　　　　　　　□きょうだい，☑ご両親，□祖父母，□その他（具体的に：　　　　　　　）
- いつ頃オムツがとれましたか？（おしっこが言えるようになった時期です）：＿＿歳頃
- 便秘がありますか？また便をもらすことがありますか？：はい，いいえ（いずれかに○を付けてください）
- おねしょの回数はどれくらいですか？　＿＿に数値を入れてください：一晩＿＿回，週＿＿回
- 6ヵ月以上おねしょをしない時期がありましたか？：はい，いいえ（いずれかに○を付けてください）
- 夜尿に対してお母さんはどんなことをしていますか？（あてはまるものをいくつでも）
  □起こす，□しかる，□夜の水分制限，□オムツの使用，□その他（具体的に：　　　　　　　）
- 今まで夜尿で他院に受診されたことはありますか？：はい，いいえ（いずれかに○を付けてください）
  「はい」とお答えの方に伺います．どのような治療をされましたか？（あてはまるものをいくつでも）
  □無治療，□水分制限，□薬物治療（お薬の名前：＿＿＿＿＿＿＿），
  □アラーム療法，□その他（具体的に：　　　　　　　）
- お子様の平日の夕食時刻（およびその時の飲水量），就寝する時刻（および夕食後就寝までの飲水量），起床時刻について把握しておられればご記入ください？
  夕食時刻：午後＿＿時頃（飲水量：＿＿mL），
  就寝する時刻：午後＿＿時頃（夕食後，就寝までの飲水量：＿＿mL），起床時刻：午前＿＿時頃
- 特に医師にお聞きになりたいことはどのような点でしょうか？
  □夜尿症の原因について，□夜尿症の治療について，□その他（具体的に：　　　　　　　）

　　　　　　　　　御協力，ありがとうございました．診療の参考とさせていただきます．
　　　　　　　　　　　　　　　　　　　　　　　　　関西医大附属病院　小児科外来

図 2-1　Case-2 の初診時質問票

症の子どもにおいては，LUTS の他にも遺糞や便秘および発達障害の併存率も高いため，それらのスクリーニングとしての質問や検査も忘れてはならない．

　初診時には本人と親の疑問や不安を受け止めることが基本である．その上で，夜尿症の病因を理論的に説明し，具体的な対処法と治癒までの見通しを示すことが重要である（1 章参照）．また**排尿日誌**を記録させることは LUTS の合併の有無のみならず，夜尿症治療へのモチベーショ

ンを向上させるのにも役立つ．排尿日誌から患者の排尿状態を正確に評価するためには，日中の排尿回数や排尿量，水分摂取量とその種類については最低2日間分，夜尿した日の夜尿量については最低7日分，そして夜尿の有無，夜間の覚醒排尿の回数，昼間の尿失禁回数，排便回数，および就寝時刻と起床時刻については最低2週間分の記録が必要である．排尿日誌はできれば患者本人に記録させるが，患者が低年齢で無理なら保護者が記録する．夜間尿量は夜尿量（夜尿をした日の使用前後のオムツの重量差で計測）とその日の朝の起床時第一排尿量を足したものとし，**機能的膀胱容量**は昼間に精一杯がまんした上で排尿した際の1回排尿量（がまん尿量）で判断する．

　治療としてはまず1ヵ月間は行動療法を行う．具体的には，親と患者に以下のようなことを日常的に実行してもらう．

❶ **中途覚醒を強制しない**：夜間に起こして排尿させると夜間蓄尿量を低下させるだけでなく，夜間尿量をむしろ増やす可能性がある．

❷ **夜間の飲水量を制限する**：摂取水分の日内リズムを形成するために，午前中に十分量を摂取し午後からは控える．例えば，朝食時と昼食時におのおの300〜350 mL程度摂取し，夕方以降就寝までの間は200 mL程度に制限する．

❸ **夜尿のない日が続いたらご褒美を与える**：例えば，1週間，夜尿のない日が続いたら，好きな本を買い与えるといったご褒美を決めて行うと効果が上がるというエビデンスがある．逆に夜尿をしたことに対してペナルティを与えることは禁忌である．

❹ **排尿日誌の記録を継続する**：治療効果の判定に必要なだけでなく，排尿日誌を継続して記録することによって治療に対するモチベーションを持続できる．

2回目の来院（初診から4週間後）

　初診からおよそ4週間後に母親のみ再来院してもらい，持参した患者の排尿日誌（図2-2）をもとに，日中の排尿回数や量，飲水量，夜尿時刻，夜尿量などの情報を確認する．また**行動療法**をきちんと実行できたか否か，その効果はどうであったかも確認する．患者は行動療法をしっかりと実践したにもかかわらず，4週間のうち夜尿がみられなかったのは7日間（25%）であったため，**ICCSの判定基準**（表1-4）に基づいて行

○月○日 (○曜日)	午前			午後						午前		
時刻	7：00	9：00	11：00	1：00	3：00	5：00	7：00	9：00	11：00	1：00	3：00	5：00
起床時刻	↑											
／就寝時刻								↑				
食事の時刻		朝食↑		昼食↑			夕食↑					
飲水量 (mL)		200	200		200	200		200	200			
排尿時刻	↑		↑	↑	↑			↑				
排尿量 (mL)	150		250	150	200			260				
起床時 第一排尿量	↑											
がまん尿量 (mL)								260				
尿失禁												
夜尿の時刻										↑	↑	
夜尿量 (mL)										200	200	

図 2-2　Case-2 の排尿日誌

夜間尿量＝夜尿量（夜尿の使用前後のオムツの重量差で計測）と起床時第一排尿量を足したもの

動療法は"無効"と判定し積極治療を行うこととした．積極治療の第一選択は，夜尿アラーム療法か抗利尿ホルモン療法である．いずれを行うかは患者や家族と話し合って決めるが，夜間多尿のタイプであれば，抗利尿ホルモン療法の効果が期待できる．患者の夜間尿量の平均値は，450 mL と**期待膀胱容量**（25 ×［年齢＋2］mL ＝ 225 mL）を 130％以上，上回っており，ICCS の定義する"夜間多尿タイプ"と判断した．わが国では，夜尿症に対する抗利尿ホルモン製剤の保険適用が「起床時尿浸透圧が 800 mOsm/L 以下（尿比重 1.022 以下）の低浸透圧型の夜尿症」とされているため，3 日間計測した起床時第一尿の尿比重の平均値が 1.014 と 1.022 以下であることを確認の上，抗利尿ホルモン療法を行うことにした．なお**排尿日誌**から推測される**機能的膀胱容量**は 260 mL であり，**期待膀胱容量** 225 mL を上回っているため，低膀胱容量ではないと判断できる（ICCS によれば，**機能的膀胱容量**が年齢に応じた**期**

> **期待膀胱容量②**
> 年齢に応じて予測される機能的膀胱容量（最大排尿量）．ICCS では 30 ＋（年齢［年］× 30）mL としているが，日本人にはやや大きすぎるので，25 ×（年齢＋2）mL が適切である．

待膀胱容量の65％以下の場合に，低膀胱容量と判断される）．また排尿日誌から夜間の水分摂取量が多いことがわかる（夕食から就寝までの間に400 mL）．

　抗利尿ホルモン療法としては，酢酸デスモプレシン製剤であるミニリンメルト®OD錠を初期量120μg/日で開始し，行動療法と併用してもらい，4週間後に母親に再来院するように指示した．

3回目の来院（初診から8週間後）

　4週間後に再度，母親に来院してもらい，排尿日誌を確認したところ，夜尿量の平均値が250 mLと減少し，夜尿回数も2回のみであったため，さらに8週間，同量のミニリンメルト®OD錠（120μg/日）を継続した．8週後には月に1回のみの夜尿となったため，9週目から120μg/日の1日おきの服薬（隔日投与）とした．それでも再発を認めなかったため，1ヵ月ごとに投与間隔を延ばしていき（隔日投与→3日に1回投与→5日に1回投与→7日に1回投与→中止）4ヵ月かけて漸減中止した．以後も再発なく経過している．

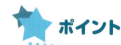

ポイント

　この患者は典型的な尿浸透圧が低い夜間多尿を伴う夜尿症である．夜間睡眠中の抗利尿ホルモンの分泌量の低下によると考えられるこのタイプの夜尿症では，抗利尿ホルモン製剤が有効なことが多い．3ヵ月程度，著効（1ヵ月で1回未満の夜尿回数への改善）を確認したら中止するが，中止後再発することがある．隔日投与のような方法で漸減中止にすると若干再発率が低くなる．酢酸デスモプレシン製剤による抗利尿ホルモン療法は約60〜70％と高い有効率を示すためICCSは第一選択治療として推奨している．わが国では「尿浸透圧あるいは尿比重の低下に伴う夜尿症」に対して口腔内崩壊錠とスプレー製剤が認可されている．前者としてはミニリンメルト®OD錠を初期量120μg/日で開始する．後者を使用する場合はデスモプレシン・スプレー10協和®を左右どちらかの鼻腔に1噴霧（10μg）する．効果が不十分な場合には，服薬アドヒアランスなどを確認（**Column ❿**）の上，倍量（ミニリンメルト®OD錠の場合240μg，デスモプレシン・スプレー10協和®の場合20μg）に増

量する．抗利尿ホルモン療法の重大な副作用として水中毒および低ナトリウム血症がある．重症例では脳浮腫をきたし，痙攣や昏睡，死亡も起こりうるので投与前2〜3時間の厳重な水分摂取制限の必要性を患者と保護者に十分に説明する．

抗利尿ホルモン薬の反応が悪い夜尿症の子どもで確認すべきこと

　夜尿症の子どもの約半数が夜間多尿であることから，ヒトの抗利尿ホルモン（アルギニン・バソプレシン）の誘導体であるDDAVP製剤が夜間の尿量減少を目的として夜尿症に広く用いられている（経口薬：ミニリンメルト®OD錠，鼻腔内投与薬：デスモプレシン・スプレー10協和®）．わが国での保険適用疾患としては，「起床時尿浸透圧が800 mOsm/L以下（尿比重1.022以下）の低浸透圧型の夜尿症」となっており，夜尿症の患者の約半数がこれに該当する．海外では起床時尿の浸透圧値を考慮せず使用されており，およそ70%で有効とされている．

　筆者も夜尿症の専門外来でDDAVP製剤を処方することは多いが，重篤な副作用，すなわち水中毒とそれによる低ナトリウム血症も報告されているため，投与にあたっては厳重な水分摂取管理が必要であることを患者と家族に十分に説明・指導している．具体的には，1）服薬の2〜3時間前，あるいは夕食後から翌朝までの飲水は極力控える（200 mL以内），2）過度に飲水した場合は服薬しない，3）発熱，胃腸炎など水分補給が必要となる急性疾患を合併した際には服薬を中止する，4）水中毒を示唆する症状（倦怠感，頭痛，悪心・嘔吐など）が現れた場合には速やかに医師に連絡する，5）他院や他科を受診する際には，本剤を服薬中である旨を担当医師に報告する，といった注意喚起である．筆者はこれらの注意点が理解できるのは小学生以上と考えているので，DDAVP製剤を処方する対象は小学校入学以降の患者に限定している．

　DDAVP製剤の開始投与量（経口投与のミニリンメルト®OD錠の場合120μg，鼻腔内スプレー製剤のデスモプレシン・スプレー10協和®の場合10μg）で1ヵ月程度，観察して，夜尿の改善がみられない場合には用量を倍にすること（経口投与のミニリンメルト®OD錠の場合240μg，鼻腔内スプレー製剤のデスモプレシン・スプレー10協和®の場合20μg）が保険診療で認められているが，「有効性がないから増量」と判断する前に以下の点を確認する必要がある．すなわち，1）正しく服薬しているか（経口薬なら飲み込まず口腔内で溶かしているか）？，2）寝る前にきちんと完全排尿しているか？，3）DDAVP製剤の投与後に過度な飲水をしていないか？，4）夕食時あるいは夕食後にタンパク質や塩分を摂り

過ぎていないか？，といったことである．特に最後の 4)は重要である．一般に多尿をきたすメカニズムには水利尿(例：抗利尿ホルモンの作用が低下しているときの多尿)と浸透圧利尿(血液中に浸透圧を高くする物質，例えば糖や尿素窒素，ナトリウムが多いときの多尿)があり，両者は尿の比重でおおよそ区別ができる．すなわち尿比重が 1.007 以下なら水利尿，1.025 以上なら浸透圧利尿と考えられる．したがって DDAVP 製剤の効果が低いときには，まず 1)〜3)の点を問診で確認し，それらの可能性が低い場合には，就寝前の尿を 3〜5 日間採尿して，その尿比重を調べ平均 1.025 以上であれば，夕食から就寝までの間のタンパク質や塩分の摂取量について制限を行う必要がある．

Case 3 夜尿アラーム療法が著効した小学校高学年児童

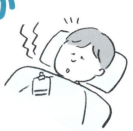

- **症　例**　10歳6ヵ月，男児
- **家族歴**　14歳の姉や両親には夜尿症の既往（小学校入学以降も夜尿をしていた記憶）はない．
- **既往歴**　アレルギー性鼻炎（軽症）：常用薬なし．
- **現病歴**　生来健康．2歳6ヵ月から日中の排尿は自立しているが，夜尿をしなかった日はない．現在も連日の夜尿を認めている．一方，昼間の尿失禁（昼間遺尿）や便失禁は3歳以降，認めていない．
- **身体所見**　体格・栄養状態は身長137 cm，体重31 kgと標準的である．軽度（1度）の扁桃肥大を認めるが，腰仙部には先天性皮膚洞（hip dimple）などの異常所見を認めない．また腹部の触診で便塊に触れることもない．

検査所見

- **起床時第一尿検査**：比重：1.022，pH 5.0，糖（−），タンパク（−），潜血（−），沈渣 異常所見なし．
- **腹部エコー所見**：腎臓や膀胱の形態やサイズに異常はない．また尿管の拡張所見もない．便秘を示唆する所見も認めない．

診療経過

初診時のアセスメント

　生来の夜尿がこれまで消失したことがなく，また LUTS を合併していないため，一次性の MNE である．頻度は毎日であるので，頻回である．子どもの夜尿症の多くは成長とともに治癒するものの0.5％から数％は成人へと移行する．特に10歳になっても毎晩夜尿がある子ども

では成人まで移行するリスクは高い(図1-3).

　本症例では便秘や発達障害の併存症も認めないが，夜尿症の子どもにおいては，LUTSの他にも遺糞や便秘および発達障害の併存率も高いため，それらのスクリーニングとしての質問や検査も忘れてはならない．初診時には本人と親の疑問や不安を受け止めることが基本である．その上で，夜尿症の病因を理論的に説明し，具体的な対処法を示し，治療の必要性や重要性，治癒までの見通し(1章参照)を示すことが重要である．また**排尿日誌**を記録させることはLUTSの合併の有無のみならず，夜尿症治療へのモチベーションを向上させるのにも役立つ．排尿日誌の記載にあたっては，夜尿のみならず日中の排尿についても記録してもらうが，夜尿についての情報は最低2週間分，また昼間の飲水と排尿の記録(起床から就寝までの間の排尿時刻と排尿量，およびLUTSの有無)については最低2日間(48時間)分が必要である．排尿日誌はできれば患者本人に記録させる．患者が低年齢で無理なら保護者が記録する．夜間尿量は夜尿量(夜尿をした日の使用前後のオムツの重量差で計測)とその日の朝の起床時第一排尿量を足したものとし，**機能的膀胱容量**は昼間に精一杯がまんした上で排尿した際の1回排尿量(がまん尿量)で判断する．

　初診時の患者と保護者への対応であるが，まず夜尿症の一般的病因論(覚醒障害を基盤とした睡眠中の排尿抑制反射の欠如または夜間多尿)そして病因に基づいた治療と予後について説明し，その上で，本症例の夜尿症の特徴(睡眠中の排尿抑制反射が欠如しており，膀胱容量が小さい)について解説する．次に具体的な対策として行動療法(1章参照)を実施してもらうこととした．

2回目の受診(初診から2週間後)

　初診からおよそ2週間後に母親に再来院してもらい，持参した患者の**排尿日誌**(p.114, 付録　表4参照)を基に，日中の排尿回数や量，飲水量，夜尿時刻，夜尿量などの情報を確認した．患者は2週間の記録に基づいた夜間尿量平均値が200 mLと**期待膀胱容量**(25 ×[年齢＋2] mL = 275 mL)を下回っていたため，夜間尿量は多くないと判断した．また3日間計測した起床時第一尿の尿比重の平均値も1.022と正常に濃縮された尿であったことから，夜間の抗利尿ホルモンの分泌不足も考

えにくいと思われた．一方，**機能的膀胱容量**(10回，日を変えて測定したがまん尿量の平均)は100 mLであり，**期待膀胱容量**(275 mL)を下回っていたため，低膀胱容量と判断した(ICCSによれば，**機能的膀胱容量**が年齢に応じた**期待膀胱容量**の65％以下の場合に，低膀胱容量と判断される)．また夜間の水分摂取量は夕食時に150 mL，夕食後就寝するまでに100 mLとさほど多くはなかった．

3回目の来院(初診から6週間後)

行動療法の開始4週間後に再び保護者に来院してもらい，排尿日誌から行動療法の有効性を判断した．判定に際しては**ICCSの判定基準**(表1-4)を用いる．本症例は行動療法開始後の4週間のうち夜尿のみられなかったのは3日間(夜尿減少率：約10％)であったため，"行動療法無効"と判定し積極治療を行うこととした．第一選択として併用すべき積極治療は，夜尿アラーム療法か抗利尿ホルモン療法であり，いずれを行うかは患者や家族と話し合って決めるが，患者は低膀胱容量のタイプのため夜尿アラーム療法の効果が期待できると考え，勧めたところ，患者も母親も「ぜひ，やってみたい」ということで開始した．具体的な夜尿アラーム療法の方法は1章を参照いただきたいが，ピスコール®(http://www.pisscall.jp/index.html)を通販で購入してもらい，就寝時に装着し，睡眠中にアラームが鳴っても覚醒させず，5分程度鳴り続けても本人がアラーム音を止めないようであれば，保護者が止めるように指示した．

4回目の来院(初診から10週間後)

4週間後に母親にのみ再来院してもらって，その後の経過を聞いたところ，28日のうち21日で夜尿を認めず(夜尿減少率：75％)，夜尿アラーム療法は"有効"であったため，行動療法と夜尿アラーム療法を継続するよう指導し，2ヵ月後の再来院を指示した．

5回目の来院(初診から18週間後)

前回受診後の2ヵ月間，夜尿はなく(夜尿減少率：100％)，"著効"と判断し，夜尿アラーム療法を終了した(期間は約3ヵ月間)．なお夜尿アラーム療法の3ヵ月目に測定した**機能的膀胱容量**(日を変えて10回，

測定したがまん尿量の平均）は 200 mL になっており，治療開始時（100 mL）の 2 倍に増加していた．その後，水分摂取制限を中心とする行動療法は継続してもらい 3 ヵ月後に再来院してもらうこととした．

6 回目の来院（初診から 30 週間後）
前回の受診後，夜尿アラーム療法は中止し，行動療法のみを継続したところ，夜尿をした日はないということで，水分制限などの行動療法も終了とした．

ポイント

患者は典型的な低膀胱容量タイプの夜尿症で，このタイプでは夜尿アラーム療法が有効なことが多い．すなわち夜尿アラーム療法は就寝中の排尿を気づかせて覚醒してトイレに行くか，がまんできるようにすることで夜尿をしないようにする治療で，約 70％の患者で有効とされている．夜間多尿の患者よりも覚醒困難の要素が強い患者や夜間睡眠中の膀胱の蓄尿機能が未熟と考えられる患者のほうがより有効と考えられている．実際，夜間の膀胱の蓄尿量が増えることが夜尿アラーム療法の治療効果を生むメカニズムの一つと考えられている．また夜尿アラーム療法は治療に積極的で治療内容を理解した家族に適している．逆に短期間での夜尿の改善が目標である場合や，夜尿の回数が週に 1〜2 回で非頻回の場合，あるいは保護者が重荷に感じる場合には第一選択治療にはなりにくい．

なお睡眠中に夜尿アラームの警報音が鳴っても患者本人が覚醒しない場合にどのように対応するかについて明確なエビデンスはない（Column ⓫）．

夜尿アラーム療法で起きない子どもを親が起こす必要があるのか？

　夜尿アラームは夜尿の水分をアラームセンサーが感知して警報が鳴る機器である．有効率は70％で，安全性も高いため，ICCSの診療ガイドラインでは第一選択の治療として推奨されている．2016年に発刊された日本夜尿症学会の診療ガイドラインでも抗利尿ホルモン治療と並んで第一選択の治療とされている[1]．夜尿アラーム療法の有効性のメカニズムはわかっていないが，治療によって睡眠中の膀胱の蓄尿力が増すことが知られている[2]．具体的な方法について，ICCSの診療ガイドラインによれば，「夜尿アラームの警報音が鳴ったときに保護者は患者を完全に覚醒させて，トイレで排尿させ再度アラームセンサーを装着させる」ことを勧めている．「この間，保護者は子どもが再び深い眠りにつかないように付き添うべきである」ともしている[3]．しかし保護者が，睡眠中に子どもの夜尿の際のアラームで中途覚醒することは保護者自身の睡眠不足を招き，その結果として治療からドロップアウトしてしまう大きな原因となる．実際，筆者らの施設でも夜尿アラーム療法を実施した患者の約三分の一が親の睡眠不足を理由に中止となっている．しかし夜尿アラームの警報音が鳴ったときに「起こしてトイレに誘導する」場合と「起こさずにそのまま寝かせておく」場合とで治療効果に差があるのか否かについて検討したランダム化比較試験は見当たらない．少なくとも筆者らの施設の後方視的検討では，夜尿アラームの警報音が鳴ったときに「起こした」場合と「起こさなかった」場合で16週後の夜尿症の治癒率に統計学的有意差はなかった[4]．したがって現時点では筆者は「患者自身が夜尿アラームの警報音に反応せず完全に目覚めることが困難であれば保護者は無理に起こす必要はない」と説明している．

文献
1) 日本夜尿症学会・夜尿症診療ガイドライン作成委員会：夜尿症の診療アルゴリズム．夜尿症診療ガイドライン2016 初版．xv．診断と治療社．2016．
2) Oredsson AF, Jørgensen TM：Changes in nocturnal bladder capacity during treatment with the bell and pad for monosymptomatic nocturnal enuresis. J Urol, 160：166-169, 1998.
3) Neveus T, Eggert P, Evans J, et al.：International Children's Continence Society：Evaluation of and treatment for monosymptomatic enuresis：a standardization document from the International Children's Continence Society. J Urol, 183：441-447, 2010.
4) Tsuji S, Suruda C, Kimata T, et al.：The effect of family assistance to wake children with monosymptomatic enuresis in alarm therapy：A pilot study. J Urol, 2017.

Case 4 夜尿アラーム療法と抗利尿ホルモン療法を併用した小学校高学年児童

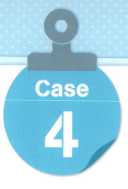

> **症例** 11歳2ヵ月，男児
> **家族歴** 9歳の弟には夜尿を認めないが，両親は夜尿症の既往(小学校入学以降も夜尿をしていた記憶)がある．
> **既往歴** 特記すべきことなし．
> **現病歴** 生来健康．3歳から日中の排尿は自立しているが夜尿をしなかった日はない．現在も連日の夜尿を認めている．ただし昼間の尿失禁(昼間遺尿)や便失禁は認めない．
> **身体所見** 体格・栄養状態は身長140 cm，体重35 kgとやや小柄である．軽度(1度)の扁桃肥大を認めるが，腰仙部に先天性皮膚洞(hip dimple)などの異常所見を認めない．また腹部の触診で便塊を触れることもない．

検査所見

- **起床時第一尿検査**：比重：1.016，pH 5.0，糖(−)，タンパク(−)，潜血(−)，沈渣 異常所見なし．
- **腹部エコー所見**：腎臓や膀胱の形態やサイズに異常はない．また尿管の拡張所見もない．便秘を示唆する所見も認めない．

治療経過

初診時のアセスメント

　生来の夜尿がこれまで消失したことがなく，またLUTSを合併していないため，一次性のMNEである．頻度は毎日と，頻回である．本症例では便秘や発達障害の併存症は認めないが，夜尿症の子どもにおいては，LUTSの他にも遺糞や便秘および発達障害の併存率も高いため，

それらのスクリーニングとしての質問や検査も忘れてはならない．初診時には本人と親の疑問や不安を受け止めることが基本である．その上で，夜尿症の病因を理論的に説明し，具体的な対処法を示し，治療の必要性や重要性，治癒までの見通し（1章参照）を示す．また**排尿日誌**を記録させることはLUTSの合併の有無のみならず，夜尿症治療へのモチベーションを向上させるのにも役立つ．**排尿日誌**の記載にあたっては，夜尿のみならず日中の排尿についても記録してもらうが，夜尿についての情報は最低2週間分，また昼間の飲水と排尿の記録（起床から就寝までの間の排尿時刻と排尿量，およびLUTSの有無）については最低2日間（48時間）分，必要である．排尿日誌は小学生以上では患者本人に記録させる．夜間尿量は夜尿量（夜尿をした日の使用前後のオムツの重量差で計測）とその日の朝の起床時第一排尿量を足したものとし，**機能的膀胱容量**は昼間に精一杯がまんした上で排尿した際の1回排尿量（がまん尿量）で判断する．

また治療のモチベーションを高めるために，初診時には母親と患者本人に対して，夜尿症の一般的な疫学や病因論（覚醒障害を基盤とした睡眠中の排尿抑制反射の欠如または夜間多尿）と病因に基づいた治療と予後について丁寧に（30分程度時間をかけて）説明する（1章参照）．

2回目の来院（初診から2週間後）

初診からおよそ2週間後に母親のみに再来院してもらい，持参した患者の排尿日誌を基に，日中の排尿回数や量，飲水量，夜尿時刻，夜尿量などの情報を確認する．患者は2週間の記録に基づいた夜尿量の平均値が430 mLと**期待膀胱容量**（25 × [年齢 + 2] = 325 mL）を130%以上，上回っていたため，夜間尿量があると判断した．また3日間計測した起床時第一尿の尿比重の平均値が1.016と1.022以下であったことから，夜間の抗利尿ホルモンの分泌不足もあると思われた．一方，**機能的膀胱容量**（日を変えて10回程度，測定したがまん尿量の平均）は180 mLであり，**期待膀胱容量**（325 mL）の65%以下なので，低膀胱容量でもあると判断した．また夜間の水分摂取量は夕食時に300 mL，夕食後就寝するまでに200 mLと多かった．

本症例の夜尿症の特徴（夜間睡眠中の抗利尿ホルモンの分泌が悪く，多尿傾向であることに加えて睡眠中の排尿抑制反射が欠如しており，膀

胱の蓄尿力が弱い)について母親に説明した．次に具体的な対処方法としてまず**行動療法**(1章参照)を実施すべきであることを説明した．経験上，10〜20％の夜尿症患者は行動療法のみでも効果(夜尿減少率50％以上)がみられる．したがってすべての夜尿症の子どもに対する治療として，まず2〜4週間は行動療法を行うべきである．

3回目の来院(初診から6週間後)

　行動療法の開始4週間後に再び母親に来院してもらい，排尿日誌から行動療法の有効性を判定する．判定に際しては**ICCSの判定基準**(表1-4)を用いる．患者は4週間のうち夜尿のみられなかったのは2日間のみ(夜尿減少率：7％)であったため，"無効"と判定し積極治療を行うこととした．夜尿アラーム療法と抗利尿ホルモン療法のいずれを行うかは患者や家族と話し合って決めるが，本症例の母親は抗利尿ホルモン療法を望んだので，酢酸デスモプレシン製剤であるミニリンメルト®OD錠を初期量120μg/日で開始した．その際，水中毒に関する副作用とその予防策(1章参照)については丁寧に説明を加えた．

4回目の来院(初診から14週間後)

　3回目の来院から8週間後に再度，母親に来院してもらい，排尿日誌を確認したところ，夜尿回数は8週間で20日(夜尿減少率：65％)で**ICCSの判定基準**で"有効"であったが効果不十分と考え，次の8週間はミニリンメルト®OD錠を増量して(240μg/日)投与した．

5回目の来院時(初診から22週間後)

　4回目の来院から8週後に確認した排尿日誌で，夜尿回数は8週間で18日(夜尿減少率：68％)と抗利尿ホルモン製剤の増量効果は認められなかった．そこで患者は低膀胱容量のタイプでもあるので夜尿アラーム療法の効果も期待できると考え，抗利尿ホルモン療法に併用する形での夜尿アラーム療法を勧め，実施することとした．具体的な夜尿アラーム療法の方法は1章を参照いただきたいが，ピスコール®を通販で購入してもらい，就寝時に装着し，睡眠中にアラームが鳴っても覚醒させず，5分程度鳴り続けても本人がアラーム音を止めないようであれば，母親が止めるように指示した(Column ⓫)．

6回目の来院(初診から26週間後)

5回目の来院から4週間後に母親にのみ再来院してもらい，その後の排尿日誌を確認したところ，28日のうち26日で夜尿を認めず(夜尿減少率：92％)，有効であったため，行動療法と抗利尿ホルモン療法および夜尿アラーム療法の併用を継続するよう指導し，2ヵ月後の再来院を指示した．

7回目の来院(初診から34週間後)

6回目の来院から8週間後に母親にのみ再来院してもらい，その後の排尿日誌を確認したところ，夜尿はなく(夜尿減少率：100％)，著効であったため，ミニリンメルト®OD錠を減量(120μg/日)した．

8回目の来院(初診から38週間後)

ミニリンメルト®OD錠を減量(120μg/日)してから4週間後に母親にのみ再来院してもらい，その後の排尿日誌を確認したところ，夜尿の再発はなかったため，ミニリンメルト®OD錠を中止し，行動療法と夜尿アラーム療法を継続してもらうことにした．

9回目の来院(初診から50週間後)

抗利尿ホルモン療法を終了してから12週間後に母親にのみ再来院してもらい，その後の排尿日誌を確認したところ，夜尿の再発はなかったため，夜尿アラーム療法を中止し行動療法のみ継続してもらうことにした(夜尿アラーム療法の期間は28週間)．なお排尿日誌で確認した**機能的膀胱容量**は250 mLに増加していた(当初は180mL)．

10回目の来院(初診から62週間後)

その後，水分摂取制限を中心とする行動療法は継続し，3ヵ月後に再来院してもらったところ，再発はないということで，行動療法も終了とした．以後も再発なく経過している．

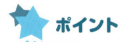

ポイント

患者は夜間多尿と膀胱の蓄尿量が少ない難治性の夜尿症である．この

ようなタイプでは抗利尿ホルモン療法もしくは夜尿アラーム療法の単独療法で有効性が認められないことも多く，そのような場合には，両者の併用を行う(特に夜間多尿を認める症例)．実際，いくつかの論文で，抗利尿ホルモン療法と夜尿アラーム療法の併用は，夜尿アラーム療法の単独治療よりも短期間の有効性が高いことが報告されているが，長期間の有効性は明確ではない．筆者のもとを受診する夜尿症患者の過半数はこの症例のように約1年間の治療で終了する．

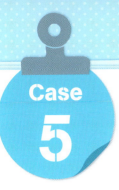

Case 5 非単一症候性夜尿症の小学校低学年児童

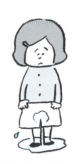

- **症　例**　7歳0ヵ月，女児
- **家族歴**　夜尿の家族歴なし
- **既往歴**　在胎週数39週3日，出生体重3,020 g．アレルギー歴なし，1歳時に肺炎で入院歴あり．
- **現病歴**　3歳で日中のオムツはとれたが，日中に少量ではあるが，毎日下着が尿で濡れている．6ヵ月以上，夜尿をしなかった期間はなく現在も連日の夜尿を認めている．遺糞はない．遺尿と夜尿の治療を希望し受診した．
- **身体所見**　体格・栄養状態は身長115 cm，体重18.3 kgと標準的であり発達の遅れも認めなかった．扁桃肥大はなく，腰仙部にも先天性皮膚洞（hip dimple）や異所性毛髪などの異常所見を認めない．腹部には便塊を触知しない．また下肢深部腱反射は正常であった．

検査所見

- 起床時第一尿検査：比重：1.020，pH 5.0，糖（−），タンパク（−），潜血（−），沈渣 異常所見なし．
- 腹部エコー所見：腎臓や膀胱の形態やサイズに異常はない．また尿管の拡張所見もない．便秘を示唆する所見も認めない．膀胱は排尿直後にもかかわらず，残尿を認める．

診療経過

初診時のアセスメント

　ICCSでは，尿失禁を持続性と間欠性に分け，**間欠的尿失禁**を昼間尿失禁と夜尿症に分類している．夜尿症を，夜尿以外の症状のないMNE

> **間欠的尿失禁**
> 　遺尿（尿漏れ）のあるときとないときがみられるもので，昼であるか夜であるかは問わない．

表 2-1　Case-5 の排尿排便状態に関して母親が記入した問診票

本アンケートはお子様の日中の排尿の状況と関連事項についての質問です．この 1 ヵ月間のことを思い出して当てはまる項目に○をつけてください．

お子様のお名前（　　○△　□郎　　）　　　記入年月日（平成 29 年 1 月 10 日）

No	症状（最近 1 ヵ月間の頻度でお答え下さい）	ほとんどない	半分より少ない	ほぼ半分	ほとんど常に	わからない
①	日中に服や下着がオシッコで濡れていることがあった	0	1	2	③	×
②	（日中に）おもらしをするときは下着がぐっしょりとなる	⓪	1	2	3	×
③	大便が出ない日がある	⓪	1	2	3	×
④	強くいきんで大便を出す	⓪	1	2	3	×
⑤	1, 2 回しかトイレに行かない日があった	⓪	1	2	3	×
⑥	足を交差させたり，しゃがんだり股間をおさえたりしてオシッコをがまんすることがある	0	1	②	3	×
⑦	オシッコしたくなると，もうがまんできない	0	1	②	3	×
⑧	お腹に力を入れないとオシッコができない	⓪	1	2	3	×
⑨	オシッコをするときに痛みを感じる	⓪	1	2	3	×
⑩	下記のようなストレスを受けることがお子様にありましたか？・弟や妹が生まれた・引っ越し・転校，進学など・学校での問題・虐待（性的・身体的なものなど）・家庭内の問題（離婚・死別など）・特別なイベント（特別な日など）・事故や大きなけが，その他	いいえ(0)			はい(3)	

※判定基準：女児で 6 点以上，男児で 9 点以上は"小児排尿異常"と診断する．

と，LUTS を伴う NMNE に分類している．患者は 6 ヵ月以上夜尿が解消していた時期はなく，また排尿・排便状態に関して母親が記入した問診票によれば，LUTS に該当する症状（表 2-1 の項目①，⑥，⑦が陽性で合計 7 点）が認められるため，NMNE である．しかし夜尿症の患者が昼間

尿失禁を伴っている場合は，常に尿漏れを認める**持続的尿失禁**か，間欠的尿失禁かを問診でよく確認する．前者の場合には異所性尿管開口などの解剖学的異常の可能性が高いため，小児泌尿器科医に相談し精査を行う．後者の場合には昼間尿失禁の治療を夜尿症の治療に先行する．LUTSの他にも遺糞や便秘および発達障害の合併率も高いため，それらに関する詳細な病歴聴取や検査も必要である（1章参照）．

　本症例では便秘や発達障害の併存症は認めなかったため，患者本人と母親に対して，まずは，昼間尿失禁に対する治療を行い昼間尿失禁が改善してから夜尿症治療に入ることを説明した．昼間尿失禁を改善するために推奨される生活習慣を説明し，実行するように指導した．具体的には，1）尿意をがまんしない，2）尿意の有無に関係なく2時間に一度，排尿する（定時排尿），3）カフェイン入りの飲料や牛乳を飲み過ぎない，4）毎日規則正しい生活リズムを心がける，5）快食・快便を心がける（食物繊維の摂取，適度な運動，水分摂取）ことである．また本症例は排尿直後の腹部エコー検査でも膀胱内に尿が溜まっている（**残尿**）所見を認めていたため，二段排尿（排尿終了後に再度排尿を試みて排尿すること）についても指導した．

　患者はいつ漏れているのか，また1日に何回漏れているのかがわからないということだったので，定時排尿を行い，その際に排尿前に下着を自分で触れて濡れているか否かを確認し**排尿日誌**に記載するよう指示した．学校にいる時間帯については2時間ごとの排尿の際に確認の上，友人にわからないような小さなカードに記入して，帰宅後に日誌に書き写してもらうよう指導した．排便の有無についても日誌に記載するよう説明した．

> **残尿**
> 排尿後に膀胱内に残存している尿量．5〜20 mLを超える場合，膀胱の排尿機能の低下が疑われる．

2回目の受診（初診から2週間後）

　初診からおおよそ2週間後に母親のみに再来院してもらい，持参した患者の排尿日誌をもとに，日中の排尿回数，1日の昼間尿失禁の回数などの情報を確認した．患者は2週間の記録から，1）昼間遺尿は連日あるが尿漏れを認めない時間帯もあり，間欠的尿失禁と考えられること，2）1日1〜6回の頻度で下着が少し湿る程度の少量の遺尿であること，3）排尿回数は1日3〜9回であること，などがわかった．また漏れないときは排尿から4時間経っても遺尿は認めなかったが，30分ごとに

トイレにいくこともあり，**過活動膀胱**を疑わせる所見を認めた．一方で排便は毎日認められ，また便性からも便秘の併存は考えにくかった．

　以上の所見に基づき，母親に NMNE に対する治療方針として，まず昼間尿失禁の治療を行うことが重要である旨を再度説明し，具体的な治療方法として行動療法（排尿をがまんしない，2 時間に一度の定時排尿，二段排尿）を継続して実施するよう指導した．さらに昼間尿失禁や頻尿に対しては抗コリン薬が有効であることを説明し，バップフォー®（10 mg，1 日 1 回朝食後）の内服を開始することにした．その際，抗コリン薬の副作用と出現した場合の対処方法，すなわち，便秘が出現した場合には緩下剤の内服を併用すること，眼球や口腔内の乾燥や口渇，味覚異常，頻脈，悪心，下痢などがみられたら内服を中止すること，などを説明した．また排尿日誌は継続して記載するよう説明した．

3 回目の来院（初診から 4 週間後）

　行動療法と抗コリン薬の内服開始から 2 週間後に再び母親に来院してもらい，効果の確認と抗コリン薬の副作用出現の有無について確認した．患者は連日認めていた昼間尿失禁が抗コリン薬開始後 14 日のうち 7 日（減少率：50％）と減少し，有効性が確認できた．また毎日排便はあり，便秘傾向になることはなく，その他の副作用も認めなかったためバップフォー® の内服を継続した．

4 回目の来院（初診から 11 週間後）

　3 回目の来院から 7 週間後に再度，母親に来院してもらい，排尿日誌を確認したところ，遺尿の頻度は 49 日のうち 20 日（夜尿減少率：59％）であったが，学校での昼間尿失禁はなくなっていた．自宅では 18 時頃に昼間尿失禁を認めていたため，自宅でも定時排尿を行うことを指導した．夜尿は相変わらず連日認めていた．

5 回目の来院（初診から 16 週間後）

　4 回目の来院から 5 週間後に母親と本人に来院してもらった．排尿日誌で，昼間尿失禁は消失していることが確認できたため，夜尿症治療に移行することにした．まずは行動療法から始めることにした．同時に夜尿症の病因や具体的な対処法，治療の必要性，治癒までの見通しを母

親と患者本人に説明した．さらに昼間の排尿日誌に加えて夜尿に関する記録をつける必要性を説明し，可能な箇所は自分で記入するように指導した．次回，排尿日誌を基に積極治療を行うか否かを決めることとした．

6回目の来院（初診から20週間後）

5回目の来院から4週間後に母親にのみ再来院してもらい，持参した患者の夜尿の記録を基に **ICCSの判定基準**（表1-4）を用いて行動療法の有効性を評価した．4週間，夜尿は毎日（夜尿減少率：0％）であったため，行動療法は"無効"と判定し，積極治療を行うことにした．4週間の記録に基づいた夜間尿量の平均値が325 mLと**期待膀胱容量**（25×［年齢＋2］mL＝225 mL）を130％以上，上回っており，夜間多尿があると判断した．一方，**機能的膀胱容量**は250 mLであり，期待膀胱容量を上回っており，低膀胱容量は認めなかった．以上の所見から，積極治療として夜尿アラーム療法と抗利尿ホルモン療法のどちらを行うかについて，理論的には抗利尿ホルモン療法が推奨された．また母親も抗利尿ホルモン療法を望んだことから，酢酸デスモプレシン製剤であるミニリンメルト®OD錠を初期量120μg/日を投与することにした（就寝60分前に1回服用）．その際，水中毒に関する副作用とその予防策（1章参照）について丁寧に説明を加え5週後の来院を指示した．

7回目の来院（初診から25週間後）

6回目の来院から5週間後に母親にのみ再来院してもらい，排尿日誌を確認したところ，夜尿は35日のうち4日であり（夜尿減少率：89％），"有効"と考えられたため，ミニリンメルト®OD錠の就寝前の内服を継続（120μg/日）した．

8回目の来院（初診から29週間後）

7回目の来院から4週間後に母親にのみ再来院してもらい，その後の排尿日誌を確認したところ，この間夜尿は一度も認めていなかった．そこでまず就寝前のミニリンメルト®OD錠の内服を隔日投与に減量した．行動療法とバップフォー®（10 mg，1日1回朝食後）は継続してもらうことにした．

9回目の来院(初診から 36 週間後)

就寝前のミニリンメルト®OD 錠の内服量を隔日投与に減量して 7 週間後に母親にのみ再来院してもらい，その後の夜尿の記録を確認したところ，再発はなかったため，夜尿に対してはミニリンメルト®OD 錠を中止とし，行動療法のみ継続してもらうことにした．この間，昼間尿失禁も一度も認めなかったためバップフォー®の内服も中止し，12 週間後に再度来院してもらうことにした．

10回目の来院(初診から 48 週間後)

水分摂取制限を中心とする行動療法のみ継続し，3ヵ月後に再来院してもらったところ，その後の再発も認めないということで，最後に行動療法も終了とした．以後も再発なく経過している．

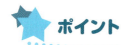
ポイント

昼間尿失禁を伴う夜尿症は，昼間尿失禁の治療を夜尿症治療に先行する．2 時間に 1 度，尿意の有無に関係なく排尿を誘導する定時排尿は昼間尿失禁に対する第一選択の治療方法であり，適切な排尿習慣を身につけるために有効である．また抗コリン薬による薬物療法は，LUTS を伴わない **MNE** に対しては有効性が乏しいが，**NMNE** に伴う昼間尿失禁，尿意切迫感，頻尿に対しては有効である．NMNE では遺糞や便秘が併存していることも多い(**BBD** 膀胱直腸機能障害)ため，排便異常の確認も重要である．BBD の併存がある場合には，便秘の治療など排便異常の是正が昼間尿失禁の治療に優先される．内科的治療に抵抗性を示す昼間尿失禁や NMNE の症例では，後部尿道弁などの器質的疾患がしばしば存在し，外科的治療が必要であることが多い．そのため筆者は，6ヵ月以上，行動療法や抗コリン薬による薬物療法を行っても LUTS がまったく改善しない NMNE の症例については，小児泌尿器科医に相談するようにしている．

Case 6 夜尿症で来院した注意欠如・多動性障害の小学校高学年児童

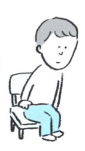

- **症例** 10歳0ヵ月，男児
- **家族歴** 両親，姉に夜尿症を認めない．5歳頃まで寝ぼけて歩き回ること（夢中遊行症）がたびたびあった．
- **既往歴** 特記すべきことなし．
- **現病歴** 生来健康．日中の排尿は3歳で自立しているが，現在までほぼ連日の夜尿を認めている．昼間遺尿や便失禁は認めない．9歳6ヵ月時，夜尿症専門外来を受診し，行動療法，夜尿アラーム療法，抗利尿ホルモン療法などを試みられたが無効であった．夜尿症専門外来での診察時の様子から発達障害の合併が疑われ，子どもの発達障害の専門医への相談を勧められ，"小児発達障害専門外来"を受診した．
- **身体所見** 身長138 cm，体重35 kg，体格中等度．身体診察で明らかな異常所見なし．

初診時の様子

　両親と本人の3人で来院．小児の発達障害の診療を専門とする小児科医が診察を担当した．本人は椅子に着席しているが姿勢は崩れており，医師の質問に対して「え，何？」と聞き返すことが多く，自分が回答している途中で，「わからなくなった」と黙ってしまうこともあった．両親は，患者の夜尿や整理整頓できないことに対する言葉は厳しいものの，患者の水分摂取量や睡眠時間など日常生活に関する医師からの質問に対して答えられないことも多かった．両親は患者が漢字を覚えられないことや図形がわからないなど，学習定着の悪さについても強い不安を訴えた．

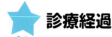 **診療経過**

初診時のアセスメント

　夜尿に関しては生まれてから消失したことがなく**一次性夜尿症**であり，紹介医により，**MNE**と診断されている．また診察室での患者は不注意が著しく，会話も途中で何を話しているかわからなくなることがあり，**ADHD**（注意欠如・多動性障害 attention deficit hyperactivity disorder）もしくは軽度の発達遅滞の合併が疑われた．また両親も，患者の心配はしているが日常生活の様子を尋ねても答えられないことが多く，患者と同様，発達に問題をもっている印象があった．夜尿症と不注意型のADHDの合併は，夜尿症に併存する発達障害の中で代表的なものであり，子どもの発達特性に応じて生活指導の方法を修正する必要があるため，発達検査を行い，患者への指導方針を決めることとした．

2回目の来院（初診から1ヵ月後）

　全般的な知的水準の把握と得手・不得手を明らかにするためにWISC-Ⅳ（児童向けウェクスラー式知能検査 Wechsler Intelligence Scale for Children-Fourth Edition）を実施し，その際の行動を観察した．WISC-Ⅳは5〜16歳に使用される知能検査で，児の全般的な認知能力を表すFSIQ（全検査IQ full scale IQ）と，VCI（言語理解指標 verbal comprehension index），PRI（知覚推理指標 perceptual reasoning index），WMI（ワーキングメモリー指標 working memory index），PSI（処理速度指標 processing speed index）の4つの指標得点を算出し，児の認知の特性を示す．FSIQと4つの指標得点は，平均を100，標準偏差を15として得点化されており，85〜115に68％が含まれる．本患者のWISC-Ⅳの結果はFSIQ 80と平均下位であり，VCI，PRI，WMIに比べてPSIが著しく低値であった．すなわち視覚的情報の処理が苦手で見通しが立てにくいことが示唆された．また検査中は着席してはいるものの姿勢は崩れやすく，ときどきぼんやりとしていたり，やる気のない様子がみられたりしたが，検査者の声かけにより最後まで課題に取り組むことができた．FSIQでは知的水準は平均下位で視覚認知の著しい弱さを認め，両親の訴える学習定着の悪さはこのことに起因すると考えられた．視覚情報の見落とし，聴覚情報の聞き落としも目立ち，さらに

いずれも複数の情報を一度に処理するのは苦手であった．また見通しを立てるのが苦手で，今，自分のしていることがこの先どういう結果を招くのかを予想するのが難しいと考えられた．

以上より，患者はADHD，LD（学習障害 leaning disorder）を合併した一次性MNEと考えられた．こういった症例は，発達特性のため夜尿症に対する生活指導を順守することが困難で，治療は難渋しやすい．したがって発達特性に合わせて生活指導をアレンジし，それでも夜尿に改善がみられなければADHDに対する薬物治療を行う方針とした．

ADHDおよびLDについては，まず発達検査の結果を両親に説明し，本人が実現可能な目標と実行可能な課題を設定することが重要であると伝えた．両親との面談により，両親も，ともすればカッとしやすく，叱責はするものの，患者が理解しやすい指示を出せていないようであった．そこで両親に具体的な指導方法を伝え，患者と言い争いになったらクールダウンのため親が退出するように指示した．両親の主な訴えは「この子は夜間の水分制限を守れない」，「この子は夜尿症治療のモチベーションを保つのが難しい」といったことであったが，患者の発達特性を考慮すると，両親の設定した目標は高過ぎると考えられた．また患者が約束を守らないときに強く叱責することは治療にとってマイナスであると思われた．そこで「高過ぎる設定を下げ，実現可能な目標にしましょう」と提案した．具体的には「入浴後に水分を多量に摂ってしまうのであれば，夕食前に入浴しましょう」，「入浴後は水分を摂ってはいけないというのではなく，コップ1杯をゆっくり飲むようにしましょう」などと指導した．夜尿症治療に対する本人のモチベーションの低さに対しては，「結果（夜尿の有無）よりも，約束を実施できたこと（水分制限，服薬順守）を褒めましょう」と伝え，夜尿カレンダーには「夜尿の有無」の他にお約束の欄を作成し，実行したらシールを貼るようにした．つまり夜尿があっても水分摂取をがまんして服薬できたら褒め，ご褒美を与えるように指導した．さらに「1週間のうちに1回でも約束を破ったらダメ，ではなく2回まではOK（2回以内に抑える）」という目標設定を推奨した．これは衝動を抑えられないADHDの子どもに対しては，「1度でも約束を破るとその週はもうダメ」ではなく，衝動的に1度約束を破っても「今週中もう1回まで」と心がけるようにして，週の残りの日も約束を守るモチベーションを持ち続けさせることを意図している．

3回目の来院（初診から2ヵ月後）

発達特性に合わせた対応を指導した1ヵ月後の外来で両親は「以前より水分制限は守るようになったような気がするが，夜尿症は改善せず，授業にも集中できない」と語った．そこで両親と本人に「集中が持続すると授業ももっと楽に聞けるし，宿題も楽にできるようになる．約束も忘れにくくなる」と説明し，ADHDの治療薬であるコンサータ®（徐放性メチルフェニデート）の内服（1日1回，18 mg，朝食後）を開始した．

4回目の来院（初診から3ヵ月後）

コンサータ®内服開始1ヵ月後の受診では，本人は「算数はわからなくなったら頭が真っ白になっていたが，わからないところを説明できるようになった」と述べ，父親は「片付けができるようになったし，文章問題に取り組めるようになった」と述べた．しかしまだ効果は不十分と判断し，コンサータ®を18 mgから27 mgに増量した．

5回目の来院（初診から4ヵ月後）

コンサータ®増量後，本人は「コンサータ®を増量したほうが友達と話をしやすい．文字を落ち着いて読めるし，教科書や本を読もうという気になる」，父親は「勉強がわかるようになったと言う，こんなに違うものかとびっくりした」と述べた．しかし食欲低下や睡眠障害を認めたため，ADHDに適応のあるもう一つの薬剤ストラテラ®（アトモキセチン）に変更した．投与量は標準的な初期投与量0.5 mg/kg/日に合わせて，朝ストラテラ® 5 mg錠1錠，夕10 mg錠1錠で開始した．しかしまだ夜尿症はあまり改善がないということであった．

6回目の来院（初診から5ヵ月後）

5回目の来院から受診までの1ヵ月間，ストラテラ®を2週間ごとに増量し，最少維持量（1.2 mg/kg/日，ストラテラ® 20 mg錠 朝夕1錠ずつ）まで増量した時点で，患者は頑張って勉強するようになり，母親は「学業面は気にならないが対人関係が気になり始めた」と述べた．この頃から両親が患者と同様の発達の問題をもつことが明らかになってきた．すなわち両親，患者ともに「毎日服用している」という薬が三分の一程度余っており，外来予約日や時間を間違えることが目立つように

なった.

7回目の来院(初診から8ヵ月後)

　ストラテラ®は維持量の上限(1.8 mg/kg/日)に近い60 mg/kg/日(朝ストラテラ®10 mg錠2錠,夕40 mg錠1錠)に増量して1ヵ月(開始後3ヵ月)が経過し,患者の行動も情緒も安定してきた.学期末の個人面談では担任から褒められ,自分に自信がもてるようになってきたようだったので,夜尿アラーム療法を開始することにした.

8回目の来院(初診から9ヵ月後)

　夏休み中の受診となった.夜尿アラーム療法開始後,毎晩みられた夜尿の回数が1～3日/週になった(有効:表1-4).ストラテラ®は開始後4ヵ月が経過したが減量せず継続とした.

9回目の受診(初診から10ヵ月後)

　ストラテラ®開始後5ヵ月が経過した.2学期が始まったが授業に集中し学校で叱られることはないという.夜尿アラーム療法は2学期に入ってやめてしまったが夜尿はこの1ヵ月1度もない.サッカーの合宿に行ったときも夜尿はなかった.

10回目の受診(初診から12ヵ月後)

　前回の受診から2ヵ月後の受診で,冬休みに入っていた.冬休みに入った頃から夜尿が再発した.両親ともに「いったんおもらしがなくなったのに,この子はやる気があるのかとカチンとくる」と語り,親子関係も険悪になった.患者の服薬アドヒアランスも低下していた.その理由の一つに両親のADHD傾向もあると考えられた.

11回目の受診(初診から13ヵ月後)

　父親がADHDに対する薬物療法を開始してから精神状態が安定し,患者の様子を冷静に見守れるようになり服薬アドヒアランスも改善した.それに伴って患者の学業や夜尿症治療への意欲は再び高まり,その結果,夜尿も週1回以下となった.

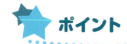
ポイント

　夜尿症と発達障害との合併例は多い．特に夜尿症の約30%にADHDは合併するため，プライマリケアの現場でもこのようなケースに遭遇することが少なくない．そういったADHD合併例では，本症例にみられたように，夜尿症治療のための行動療法のアドヒアランスが悪く，しばしば治療に難渋する．そのため，患者個々の発達特性の理解とそれに合わせた指導が必要になる．すなわち夜尿症の治療に先行してADHDの特性の改善を心がける．具体的にはADHD特有の抑制の欠如に対して衝動的な行動も視野に入れた目標の設定，状況判断の困難さに対しては丁寧な説明，報酬を待てないことに対しては短いスパンで報酬を与える，などといった指導である．そして特性に合わせた指導によっても改善がみられない場合には薬物療法を考慮する．ADHDに適応のある2つの薬物のうち，ストラテラ®に関しては，まだ作用機序は十分解明されていないものの，夜尿症に対する有効性を報告した論文がある (Ohtomo Y：Pediatr Int, 59：181-184, 2017.)．また本症例のように，生活全般に対する自信がつくことにより，積極的に夜尿症の治療に取り組むという点では，コンサータ®とストラテラ®のどちらも効果が期待される．またADHDも夜尿症と同様，遺伝的素因の関与する疾患であるため，本症例のように保護者への指導方法にも注意を要する．

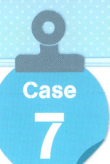

Case 7 夜尿症に便秘を伴う小学校高学年児童

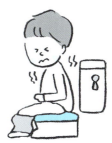

- **症　例**：10歳2ヵ月，男児
- **家族歴**：12歳の姉および両親に，夜尿の既往はない．
- **既往歴**：アレルギーを含めて特記すべきことなし．
- **現病歴**：生来健康．3歳になった頃から日中の排尿は自立し，4歳以降，夜尿はなかった．しかし，1年前から週に2回の夜尿があり，半年前から連日の夜尿を認めるようになった．昼間の尿失禁も認める．また2ヵ月前からパンツに便汁がつくことがある．この1年間は3〜4日に1回の排便しかなく，排便があっても兎糞状の便が少量のみである．
- **身体所見**：体格・栄養状態は身長135 cm，体重32 kgと標準的である．扁桃肥大はなく，腰仙部にも異常所見を認めない．また腹部は軟で圧痛は認めないが，左下腹部の触診で腫瘤を触れる．

 ## 検査所見

- 起床時第一尿検査：比重：1.025，pH 6.0，糖（−），タンパク（−），潜血（−），沈渣 異常所見なし．
- 腹部エコー所見：腎臓の形態やサイズに異常はなかったものの，膀胱は図2-3に示すように後面から圧迫され，横径50 mmの拡張した直腸（膀胱後面に横径30 mm以上の直腸が観察される場合，便塞栓を示唆する）が観察された．尿管の拡張所見はない．図2-4に示す初診時腹部単純X線写真では，矢印で囲む腹部のほぼ全域に便塊を認め，さらに直腸S結腸には巨大便塊がある．

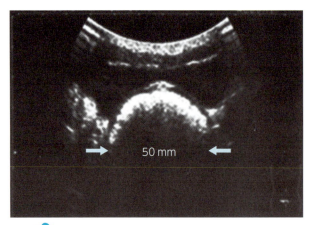

図 2-3　Case-7 の初診時腹部超音波検査所見
膀胱は横径約 50 mm の拡張した直腸（➡で挟んだ範囲）によって背面から圧迫されている．

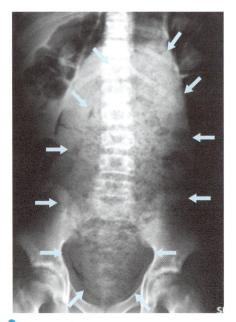

図 2-4　Case-7 の初診時腹部単純 X 線写真
矢印で囲む腹部のほぼ全域に便塊を認める．特に直腸から S 結腸にかけては巨大便塊が存在する．

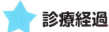
診療経過

初診時のアセスメント

　患者は4歳以降，夜尿を認めなかったが8歳から夜尿を認めているため**二次性夜尿症**である．本症例では発達障害の併存は認めないが，便秘症を併存しているため，それらのスクリーニングとしての便秘に関する質問や検査も忘れてはならない．夜尿症を主訴として医療機関を受診する場合，患者も保護者も排便状態の異常を意識していないことが多いので，排尿の問題と排便の問題が共存する可能性についてしっかり説明する必要がある．夜尿症の子どもに合併する排便異常の診察の基本は病歴聴取で，子どもの排尿排便異常の代表的な問診票であるDVSS（トロント式機能障害的排尿症状スコア Dysfunctional Voiding Symptom Score）の日本語改訂版（**表2-2**）を用いるとよい．本症例は13点であり排尿排便異常が示唆され，排便に関する項目③（大便が出ない日がある）および④（強くいきんで大便を出す）がいずれも3点であり背景因子として便秘の存在が疑われた．そこで，改めて排便状態について確認することにした．その際，排便の頻度，便性，排便痛の有無，便失禁の有無，排便我慢行動の有無を，患者および保護者の両方に質問することが重要である．より正確に排便状態を把握するためには，次回の受診まで**排便日誌**を記録してもらう．その際，便性については**ブリストル式便性状スケール**（付録　図-3）に基づいて行うとより客観的である．身体所見としては，腹部の触診，腰部・殿部の診察で仙骨形成不全・腰仙椎の異常・脊椎癒合不全の除外を行う．排尿症状を訴える場合の画像検査に関しては，腹部単純X線写真と超音波検査を行い，骨盤腔内に便塊の貯留があることを確認し患者と親の両者に排便治療の必要性を説明する．本症例では，3〜4日に1回の排便しかなく，便性も硬便であり，画像検査でも直腸に便塊を認めるため，夜尿の薬物治療の前に便塞栓の治療を行う必要がある．便秘の治療としては小児慢性機能性便秘症診療ガイドライン（http://www.jspghan.org/constipation/files/guideline.pdf）に基づいて便塞栓除去療法（disimpaction）を2週間行う．本症例に対しては，まずグリセリン浣腸を2〜3 mL/kgで連続3日間施行後，2日に1度とし，浸透圧性下剤である酸化マグネシウム（0.06 g/kg）を治療開始1日目から毎日内服させ，刺激性下剤であるピコスルファー

二次性夜尿症
　6ヵ月以上，夜尿をしない時期があり，その後，夜尿を呈するようになったもの．夜尿症全体の10〜25％を占める．

表 2-2　Case-7 の排尿排便状態に関して母親が記入した問診票

本アンケートはお子様の日中の排尿の状況と関連事項についての質問です．この1ヵ月間のことを思い出して当てはまる項目に○をつけてください．

お子様のお名前（　○△　□　郎　　）　　　　記入年月日（平成29年1月10日）

No	症状（最近1ヵ月間の頻度でお答え下さい）	ほとんどない	半分より少ない	ほぼ半分	ほとんど常に	わからない
①	日中に服や下着がオシッコで濡れていることがあった	0	1	2	③	×
②	（日中に）おもらしをするときは下着がぐっしょりとなる	0	①	2	3	×
③	大便が出ない日がある	0	1	2	③	×
④	強くいきんで大便を出す	0	1	2	③	×
⑤	1, 2回しかトイレに行かない日があった	⓪	1	2	3	×
⑥	足を交差させたり，しゃがんだり股間をおさえたりしてオシッコをがまんすることがある	0	①	2	3	×
⑦	オシッコしたくなると，もうがまんできない	0	1	②	3	×
⑧	お腹に力を入れないとオシッコができない	⓪	1	2	3	×
⑨	オシッコをするときに痛みを感じる	⓪	1	2	3	×
⑩	下記のようなストレスを受けることがお子様にありましたか？ ・弟や妹が生まれた ・引っ越し ・転校，進学など ・学校での問題 ・虐待（性的・身体的なものなど） ・家庭内の問題（離婚・死別など） ・特別なイベント（特別な日など） ・事故や大きなけが，その他	（いいえ(0)）			はい(3)	

※判定基準：女児で6点以上，男児で9点以上は"小児排尿異常"と診断する．

トナトリウム（ラキソベロン® 内用液0.75%を1日1回10滴投与）を治療開始3日目から追加する．初日のグリセリン浣腸に反応しない場合には，用手摘便や腸洗浄を追加する．そして2週間後に再来院させ，便塊の有無を確認し，その後の治療方針を決定することとした．その

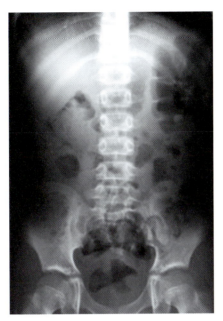

図 2-5 Case-7 の便塞栓治療後の腹部単純 X 線写真
便秘の治療開始 2 週間経過後は，図 2-4 と比べ，便塊が減っている．特に骨盤腔内には認めない．

間，**排尿日誌**だけでなく**排便日誌**も 2 週間，親に記録してもらうよう指示した．

　夜尿症の治療については，便秘の治療によって改善することも多いので，水分制限などを中心とした一般的な行動療法のみを行ってもらうことにした．

2 回目の来院(初診から 2 週間後)

　便塞栓除去療法を開始してからおおよそ 2 週間後に患者と母親の両者に再診してもらい，持参した患者の排便日誌と排尿日誌を確認した．便塞栓療法開始 2 週間後の腹部単純 X 線写真(図 2-5)で，便塊は少量残存しているのみであり骨盤腔内には認めなかった．超音波検査(図 2-6)でも同様の所見で，骨盤内の便塞栓や拡張した直腸による膀胱の圧迫所見が消失しており，膀胱が拡張していた．2 週間の便塞栓除去療法の間に昼間尿失禁は消失し夜尿症も改善していた．初診時のがまん尿量(機能的膀胱容量)は 100 mL 程度で**期待膀胱容量**(25 ×[年齢＋ 2]

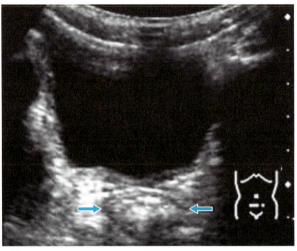

図 2-6 Case-7 の便塞栓治療後の腹部超音波検査所見
拡張した直腸による膀胱の圧迫所見が消失している．

mL＝275 mL)の約 1/3 であったが，2 週間後には 250 mL に改善していた．

　以上から，この患者においては昼間尿失禁も夜尿も便秘による影響が大きいと考え，便秘の維持療法としてラキソベロン®を継続することとして 4 週間後に母親にのみ来院してもらうことにした．

3 回目の来院（初診から 6 週間後）

　来院した母親によれば，便秘の維持療法として，ラキソベロン®を毎日継続した結果，排便は毎日認めているとのことであった．また夜尿および昼間遺尿も，薬物療法や夜尿アラーム療法を行うことなく行動療法のみでまったく認めなくなっていた．そこでラキソベロン®を 1 日おきの内服に減量し，毎日排便を認めれば，中止とすることを指示した．

4 回目の来院（初診から 10 週間後）

　3 回目の受診から 4 週間後に母親にのみ受診してもらい，その後の経過を確認したところ，毎日排便（便性：普通便）を認めるとのことであったためラキソベロン®を中止した．

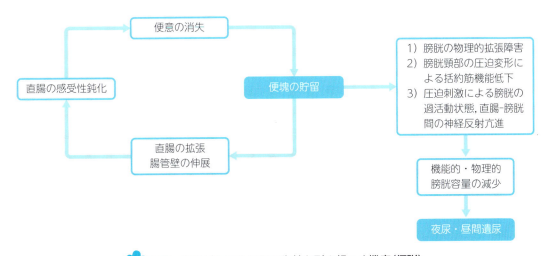

図 2-7 便秘が夜尿や昼間尿失禁を引き起こす機序（仮説）

5回目の来院（初診から14週間後）

便秘の薬物治療（ラキソベロン®）を中止後も毎日排便を認め，夜尿および昼間遺尿も再燃なく経過していたため終診とした．

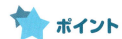

ポイント

便秘症の子どもに夜尿症が併存することはまれではなく，約20％にみられるとの報告がある．一方で，夜尿症からみた便秘症の併存率は，7～70％と幅がある．いずれにせよ子どもの夜尿症と便秘症の併存率は高く，この2疾患には強い関連性がある．夜尿症の原因は1つではなく，中枢神経系・内分泌系・骨盤内腔の物理的な要因などの複数の因子が影響し合って発症すると考えられている．便秘症が夜尿を引き起こす機序として，骨盤腔内を占拠する下部直腸の便塞栓による膀胱への作用が想定されている．その機序としては，便塞栓で拡張した直腸による1）膀胱の物理的拡張障害，2）膀胱頸部の圧迫変形による括約筋機能低下，3）圧迫刺激による膀胱の過活動状態，直腸-膀胱間の神経反射などが考えられる．これらが複雑に絡み合って，**機能的・物理的膀胱容量**が減少し夜尿を引き起こすことが示唆されている（図 2-7）．夜尿症の国際基準となっているICCSのガイドラインや日本夜尿症学会の夜尿症診療ガイドライン2016でも夜尿症治療の一環として便秘症を治療する重

表 2-3　小児慢性機能性便秘症の維持治療に使用される薬剤とその小児投与量

	一般名	製品名	添付文書に記載のある小児投与量
浸透圧性下剤	ラクツロース	モニラック	小児便秘症の場合，通常1日0.5～2 mL/kg｛ラクツロース（$C_{12}H_{22}O_{11}$）として325～1,300 mg/kg｝を3回に分けて経口投与．投与量は便の性状により適宜増減する．
	酸化マグネシウム	酸化マグネシウム	記載なし
	水酸化マグネシウム	ミルマグ	記載なし
刺激性下剤	ピコスルファートナトリウム	ラキソベロン	小児に対しては1日1回，経口投与する．なお，年齢，症状により適宜増減する． | 年齢 | 投与量 | |---|---| | 6ヵ月以下 | 2滴（0.13 mL）| | 7～12ヵ月 | 3滴（0.20 mL）| | 1～3歳 | 6滴（0.40 mL）| | 4～6歳 | 7滴（0.46 mL）| | 7～15歳 | 10滴（0.67 mL）|
	センノシドA・B	プルゼニド	記載なし
	ビサコジル	テレミンソフト	ビサコジルとして，通常1回，乳幼児は2 mgを，1日1～2回肛門内に挿入する．なお，年齢，症状により適宜増減する
	炭酸水素ナトリウム・無水リン酸二水素ナトリウム	新レシカルボン	記載なし
浣腸	グリセリン	グリセリン浣腸	乳児は慎重投与（過量になりやすい）．年齢により適宜増減する

（日本小児栄養消化器肝臓学会・日本小児消化管機能研究会 編．小児慢性機能性便秘症診療ガイドライン．初版，56，表11-1，診断と治療社，2013．より改変）

要性が指摘されている．しかしこれらのガイドラインには便秘治療の具体的な方法や，治療開始基準，使用する薬剤に関する記載はない．本症例では，「小児慢性機能性便秘症診療ガイドライン」に基づいて，直腸内の便塞栓の除去と便塊の再貯留予防を目的とした治療のみで，**機能的膀胱容量**が改善し，昼間尿失禁と夜尿が治癒した．筆者らが経験した昼間尿失禁を伴う夜尿症と便秘症が併存する症例においては，すべての症例で下部直腸に便塞栓が存在したため，夜尿症治療に先立って便秘の治療（便塞栓除去療法）を行ったところ，7割の症例は便秘の改善とともに夜尿と昼間尿失禁が消失した．したがって便秘症を伴う夜尿症症例には，便秘症の治療を先行することが推奨される（**Column ⑫**）．筆者らが用いている小児慢性機能性便秘症の維持治療に使用される薬剤とその小児投与量を表2-3に示したので参考にしていただきたい．

話題の腸内細菌叢と夜尿症の関連はあるか？

　最近，"腸内フローラ（腸内細菌叢ともいう）"という言葉をよく耳にする．腸内フローラとはヒトの腸内で一定のバランスを保ちながら共存している多種多様な腸内細菌の集団のことで，近年の研究によってヒトの体内での役割が明らかになるにつれ，人類にとってワクチンや抗生物質にも匹敵する重要な発見ともいわれている[1]．

　ヒトの体に存在する菌数は人体を構成する細胞数（約60兆個）をも上回る100兆個以上（重さにして1〜2 kg）存在する．細菌は皮膚をはじめとして，消化管，呼吸器系，口腔，腟などに存在しているが，ヒトに定着している細菌の90％は消化管に生息し腸内フローラと呼ばれている．ほぼ無菌的な胎児の腸管内に細菌が定着し，腸内フローラと呼ばれる細菌叢を形成し始めるわけであるが，その起源は母体の産道であると考えられている．すなわち母体の腟内細菌や腸内細菌と経口的あるいは経皮的に接触することで最初の腸内フローラが形成される．逆に産道を通過せずに帝王切開で出生した新生児の腸内フローラは母体の皮膚常在菌が主体となる[2]．また新生児期以降も乳児期の栄養方法（母乳栄養か人工栄養か）や抗生物質の投与の有無，食事内容によって腸内フローラに差が生じてくる[3]．腸内フローラは，短鎖脂肪酸（酢酸，酪酸，プロピオン酸，乳酸，コハク酸など）を産生することで，大腸粘膜上皮にエネルギーを供給し，消化管の蠕動運動や吸収を助け，物質代謝（胆汁酸，尿素，コレステロール，薬剤など）の調節に寄与し，感染防御や免疫の賦活化や発がんの抑制にも関与している．このように腸内フローラは生体の健康維持に重要な役割を果たしているため，その菌種や構成比率に変化が生じると，さまざまな疾患の原因になることは容易に想像できる．小児期，特に新生児期から乳幼児期は，腸内フローラが形成される重要な時期であることを考えると，腸内フローラの異常が健康に及ぼす影響は大きいと思われる．実際，最近の研究では子どものアレルギー疾患や発達障害において腸内フローラの異常が発症に関与していることが明らかとなっている．一方，腸内フローラの確立にとって重要な母乳栄養が脳・神経系の発達を促進して発達障害や夜尿症のリスクを低下させることは古くから報告されてきた[4, 5]．また最近の報告では帝王切開分娩出生の新生児は，その後の発達障害の発症リスクの高いことが示唆されている[6]．

　以上のような事実に基づいて，筆者は夜尿症の病因について，「帝王切開で出生した新生児や人工乳で栄養された新生児で起こりやすい腸内細菌叢の異常が排尿抑制機構を含めた神経学的発達を遅れさせ，夜尿症の発症リスクを高めるのではないか」という仮説を立てた．実際，パイロットスタディとして行った検討では，夜尿症の患者は，帝王切開分娩で出生し，新生児期に人工乳で栄養されていることが多い傾向にあった[7]．研究はまだ緒についたばかりであるが，今後は夜尿症患者の便を用いて腸内フローラを最新の次世代シークエンサーで検討する予定である．

文献 1 ）金子一成：腸内細菌叢からみた小児の健康．小児保健研究，76：494-498, 2017.
2 ）Dominguez-Bello MG, Costello EK, Contreras M, et al.：Delivery mode shapes the acquisition and structure of the initial microbiota across multiple body habitats in newborns. Proc Natl Acad Sci U S A, 107：11971-11975, 2010.
3 ）Nagpal R, Yamashiro Y：Early-Life Gut Microbial Composition. J Pediatr Biochem, 5：41-50, 2015.
4 ）Rodgers B：Feeding in infancy and later ability and attainment：a longitudinal study. Dev Med Child Neurol, 20：421-426, 1978.
5 ）Barone JG, Ramasamy R, Farkas A, et al.：Breastfeeding during infancy may protect against bed-wetting during childhood. Pediatrics, 118：254-259, 2006.
6 ）Talge NM, Allswede DM, Holzman C：Gestational Age at Term, Delivery Circumstance, and Their Association with Childhood Attention Deficit Hyperactivity Disorder Symptoms. Paediatr Perinat Epidemiol, 30：171-180, 2016.
7 ）木野仁郎，木全貴久，武輪鈴子，他：分娩様式および新生児期の栄養方法と夜尿症の関連性．夜尿症研究，22：29-33, 2017.

Case 8 治療を中断した難治性夜尿症の小学校低学年児童

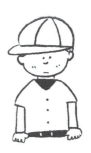

- **症　例**　8歳6ヵ月，男児
- **家族歴**　同胞はいない．母親が小学校高学年まで夜尿をしていた．
- **既往歴**　特記すべきことなし．
- **現病歴**　生来健康．3歳から日中の排尿は自立しているが夜尿をしなかった日はない．現在も連日の夜尿を認めている．一方，昼間の尿失禁（昼間遺尿）や便失禁は認めない．
- **身体所見**　体格・栄養状態は身長136 cm，体重37 kgと標準的である．扁桃肥大もなく，腰仙部にも先天性皮膚洞（hip dimple）などの異常所見を認めない．また腹部の触診で便塊を触れることもない．

検査所見

- **腹部エコー所見**：腎臓や膀胱の形態やサイズに異常はない．また尿管の拡張所見もない．便塞栓を示唆する膀胱後面の拡張した直腸（横径30 mm以上）も認めない．

診療経過

初診時のアセスメント

　生来の夜尿がこれまで消失したことがなく，またLUTSを合併していないため，一次性のMNEである．頻度は毎日であるので"頻回"である．患者は小学校2年生の夏休みに入ってすぐ，母親と一緒に受診したが，その理由は「もうオムツをはいて寝たくない」ことと，「夏休みの終わりに地元の野球チームの合宿があるので，おねしょの心配をせずに参加したい」ということであった．

そこで患者と母親に，まず夜尿症の一般的病因論（覚醒障害を基盤とした睡眠中の排尿抑制反射の欠如または夜間多尿）と病因論に基づいた治療と予後について説明し，本症例の夜尿症の特徴（夜間睡眠中の抗利尿ホルモンの分泌不足が夜間多尿を招いている可能性があること，同時に睡眠中の排尿抑制反射が欠如しており，睡眠中，膀胱に溜められる尿量が少ない可能性があること）について解説した．その上で，まず1ヵ月間は夜間の水分摂取制限などの生活指導を中心とした行動療法を行うこととした．

2回目の来院（初診から2週間後）

初診からおよそ2週間後に母親にのみ再診してもらい，持参した患者の排尿日誌をもとに，日中の排尿回数や量，飲水量，夜尿時刻，夜尿量などの情報を確認した．患者は2週間の記録に基づいた夜尿量の平均値が370 mLと**期待膀胱容量**（25×[年齢+2]mL=275 mL）を30％以上，上回っているため夜間多尿があると判断した．また3日間計測した起床時第一尿の尿比重の平均値が1.020と1.022以下の低比重尿であったことから，夜間の抗利尿ホルモンの分泌不足が夜間多尿の原因と推測された．一方，**機能的膀胱容量**（10回，日を変えて測定したがまん尿量の平均）は130 mLであり，**期待膀胱容量**（275 mL）の65％（約180 mL）を下回っているため，低膀胱容量（夜間の蓄尿不良がある）と判断できる（ICCSによれば，**機能的膀胱容量**が年齢に応じた**期待膀胱容量**の65％以下の場合に，低膀胱容量と判断される）．一方，夜間の水分摂取量は夕食時に200 mL，夕食後就寝するまでに50 mLと許容範囲内であった．

3回目の来院（初診から6週間後）

行動療法の開始4週間後に再び母親に来院してもらい，排尿日誌から行動療法の有効性を判定したが，夜尿のみられなかった日はなく（夜尿減少率：0％），"無効"と判断し積極治療を行うこととした．第一選択として行う積極治療は，夜尿アラーム療法か抗利尿ホルモン療法で，いずれを行うかは患者や家族と話し合って決めるが，患者は4週間後の野球チームの合宿への参加を楽しみにしており短期間での効果発現を望んでいたため，夜尿アラーム療法と抗利尿ホルモン療法を併用すること

にした．抗利尿ホルモン療法としては，ミニリンメルト®OD錠を初期量120μg/日で開始した．その際，水中毒に関する副作用とその予防策(1章参照)については丁寧に説明を加えた．

4回目の来院(初診から10週間後)

行動療法を継続するとともに夜尿アラーム療法と抗利尿ホルモン療法を実施し，4週間後に母親にのみ再来院してもらい，その後の経過を聞いた．その結果，夜尿をしなかった日はなく，野球チームの合宿へも参加しなかったとのことであった．しかし母親は，強く治療を希望したので，行動療法と夜尿アラーム療法と抗利尿ホルモン療法の併用を継続することとした．その際，ミニリンメルト®OD錠は240μg/日に増量した．そして8週間後の再来院を指示した．

5回目の来院(初診から18週間後)

行動療法と夜尿アラーム療法と抗利尿ホルモン療法を12週間続けたが，まったく効果はなく，夜尿のない日はなかった．夜尿アラーム療法開始12週目に測定した**機能的膀胱容量**(10回，日を変えて測定したがまん尿量の平均)は140 mLで，治療開始時と比べて変わりはなかった．しかし，母親の希望もあり，さらに12週間(約3ヵ月)は同様の治療を継続することにした．

6回目の来院(初診から30週間後)

行動療法と夜尿アラーム療法と抗利尿ホルモン療法を24週間(約6ヵ月)継続したが，夜尿のない日はなかった．そこで，ちょうど2週間後に春休みとなる時期であったため，入院治療(**Column ⓭**)を行ってみることにした．

7回目の来院(初診から32週間後)

学校を休まなくてもよい春休みを利用して，1週間の入院治療を行った．入院治療の主な内容と目的は，1)排泄回数や水分摂取量を自分で記録させ，患者自身に自分の尿量や飲水量を意識させる，2)服薬管理も看護師の監視下で自己管理させ，治療に対して主体性をもたせる，3)夜間水分制限や眠前の完全排尿など，生活指導を徹底させ，行動療法のアド

ヒアランスを高める，4) プレイルームで年少児の遊び相手などをする時間をもたせ，精神的自立を促す，5) 食事は年齢相当の病院食のみとして持ち込みのおやつなどを食べさせないようにして過剰な塩分やタンパク質摂取を控える食生活を体感させる，といったことである．しかし本症例の夜尿については入院中も退院後も改善は認められなかった．

　そこで母親や患者と話し合いの上で，いったん，積極治療（夜尿アラーム療法と抗利尿ホルモン療法）をすべて止めてみることにした（ただし行動療法は継続）．そして改善のない場合には，約半年後に再診の上で，治療を再開するのか，補完代替医療（p.48, **Column ❽参照**）を試してみるのかを検討することにした．

 ポイント

　本症例では効果が認められなかったが，早期の改善を望む患者には夜尿アラーム療法と抗利尿ホルモン療法の両者を併用するとよいという報告がいくつかある．しかし，この患者のように併用療法を含むあらゆる治療にまったく反応しない患者もまれに（筆者の経験では夜尿症で受診する患者の1～2％）経験する．6～12ヵ月治療してもまったく効果のない本症例のような場合には，自然治癒と治療反応性の改善を期待して，いったん，積極治療（夜尿アラーム療法と抗利尿ホルモン療法）を6ヵ月程度やめて経過を観察するのも一法である．それでも改善しない場合に，筆者は再度，積極治療を再開してみることにしている．6～12ヵ月経過すると，以前は効果のみられなかった夜尿アラーム療法や抗利尿ホルモン療法が効果を発揮することがしばしば経験される．それでも改善を認めない患者には補完代替医療を試みたことがある．補完代替医療は，まだ科学的にその有効性が実証されていないものの，一部の患者に有効である可能性があるものと定義され，代表的な夜尿症の補完代替医療としては，漢方治療，催眠療法，鍼治療，カイロプラクティック，ホモトキシコロジー，および神経変調療法などがあげられる．夜尿症に対する補完代替医療の適応として筆者は以下の3条件を考えている．1) 患者本人や母親が望んでいること，2) 安全性が高く副作用がほとんどないこと，3) 有効性について複数の学術論文（和文，英文を問わず）が存在すること．

難治性夜尿症の子どもに対する入院治療

　夜尿症の子どもに対しては，まず夜間の水分・塩分制限や就寝前の完全排尿などの生活指導をはじめとする行動療法を行うが，それが無効の場合には抗利尿ホルモン療法や夜尿アラーム療法を行うことがガイドラインでは推奨されている[1]．しかし治療開始から1年後で7.4％，2年後で2.2％の患者はこれらの治療に反応しない[2]．治療効果が上がらないと患者の治癒へ向けての動機づけ（モチベーション）や，治療として行うさまざまな生活上の制限を実行する達成度（アドヒアランス）が低下し，その結果，さらに治療効果が落ちるという悪循環に入ることがある．実際，Baeyensらの報告によれば，飲水制限，排尿指導，排尿姿勢，服薬管理の4項目について，5ヵ月間の観察を行った結果，これらの指導の順守率は平均70％で，順守率が高いほど夜尿の改善を認めたとしている[3]．またHerzeeleらも酢酸デスモプレシン製剤の服薬率を6ヵ月間観察し，平均服薬率は当初3ヵ月で77％だったが，その後3ヵ月は71％に低下したとし，服薬率と治療効果は相関したと報告している[4]．

　筆者も，初診から1年以上，行動療法や薬物療法などの積極治療を行ったにもかかわらず夜尿の改善を認めない難治性の一次性夜尿症の子どもをときに経験するが，そういった患者のモチベーションは初診時よりも大きく低下している．そこで「入院して，医師や看護師の指導のもとでしっかりと水分管理や排尿指導，服薬管理を行えば治療効果が上がるのではないか」と考えて，難治性の一次性夜尿症の子ども（9～12歳）に対して1～4週間の入院治療を行った．その結果，夜尿の改善を認め，その後の外来治療におけるモチベーションやアドヒアランスも良好となった症例を経験し報告した[5]．

　夜尿症の子どもの入院治療の主な内容と目的は以下のとおりである．

1) 入院中は排泄回数や水分摂取量を自分で記録させる（目的：患者自身に自分の尿量や飲水量を意識させる）
2) 入院前は母親が行っていた服薬管理も，看護師の監視下で自己管理させる（目的：治療に対して主体性をもたせる）
3) 夜間水分制限や眠前の完全排尿など，生活指導を徹底する（目的：行動療法のアドヒアランスを高める）
4) 入院中の病室は同年代の他疾患（特に慢性疾患）の子どもと同室とし，院内学級でともに学習させる（目的：病気に立ち向かう意欲や治療の重要性を認識させる．ただし「夜尿症」という病名が同室の子どもにわからないような配慮，例えば「腎臓の病気」とするような配慮は必要である）
5) プレイルームで年少児の遊び相手などをする時間をもたせる（目的：精神的自立を促す）
6) 食事は年齢相当の病院食（夕食のタンパク質：約22～28g，夕食の塩分：約3g）のみとして持ち込みのおやつなどを食べさせない（目的：過剰な塩分やタンパク摂取を控えるとともに，退院後の自宅での食生活に反映させる）

　筆者らが行った入院治療では，新たな薬物治療や心理療法は行っていないが，1週間と

いう短期間の入院でも夜尿症に対する一定の効果が得られた[5]．したがって1年以上，治療効果が上がらず本人のモチベーションやアドヒアランスが低下している小学校高学年の夜尿症の子どもに対しては，夏休みや春休みなど長期休みを利用して学校を欠席することなく，入院治療を行ってみるのも一法である．

文献
1）日本夜尿症学会・夜尿症診療ガイドライン作成委員会：夜尿症の診療アルゴリズム．夜尿症診療ガイドライン2016 初版，xv，診断と治療社，2016．
2）赤司俊二：難治性夜尿症の病態と対応．夜尿症研究，14：5-9，2009．
3）Baeyens D, Lierman A, Roeyers H, et al.：Adherence in children with nocturnal enuresis. J Pediatr Urol, 5：105-109, 2009.
4）Van Herzeele C, Alova I, Evans J, et al.：Poor compliance with primary nocturnal enuresis therapy may contribute to insufficient desmopressin response. J Urol, 182(4 Suppl)：2045-2049, 2009.
5）八十嶋さくら，木全貴久，武輪鈴子，他：小児の難治性夜尿症に対する入院治療の試み．夜尿症研究，18：27-32, 2013．

付録

夜尿症診療で役立つ資料

本書において使用される専門用語の解説

夜尿，夜尿症 (enuresis, nocturnal enuresis)	夜間睡眠中の間欠的な尿失禁で，夜間遺尿（nocturnal incontinence）と同義語．昼間の尿失禁の有無や下部尿路症状（LUTS ➡ 別項目参照）の有無は問わない．
持続的尿失禁 (continuous incontinence)	持続的に遺尿（尿漏れ）がみられるもので，異所性尿管開口などの解剖学的異常を示唆する所見である．
間欠的尿失禁 (intermittent incontinence)	遺尿（尿漏れ）のあるときとないときがみられるもので，昼であるか夜であるかは問わない．
一次性夜尿症 (primary nocturnal enuresis)	夜尿が6ヵ月以上，消失したことがないか，あったとしてもその期間が6ヵ月未満の場合．夜尿症全体の75〜90％を占める．
二次性夜尿症 (secondary nocturnal enuresis)	6ヵ月以上，夜尿をしない時期があり，その後，夜尿を呈するようになったもの．夜尿症全体の10〜25％を占める．
単一症候性夜尿症 (monosymptomatic nocturnal enuresis：MNE)	膀胱機能異常に起因する下部尿路症状（LUTS ➡ 別項目参照）を伴わない夜尿症．夜尿症患児の約75％を占める．
非単一症候性夜尿症 (non-monosymptomatic nocturnal enuresis：NMNE)	膀胱機能異常に起因する下部尿路症状（LUTS ➡ 別項目参照）を伴う夜尿症．夜尿症患児の25％程度を占める．
夜間頻尿 (nocturia)	5歳以降の子どもで夜間，尿意で覚醒するもの．
夜間多尿 (nocturnal polyuria)	夜間の尿量が期待膀胱容量（➡ 別項目参照）の130％を上回るもの．
排尿日誌 (bladder diary)	尿失禁の患児の膀胱機能や尿量，症状の重症度を評価するために患児や保護者によって記録された日誌．日中の排尿回数や排尿量，水分摂取量とその種類については最低2日間分，夜尿した日の夜間尿量については最低7日分，そして夜尿の有無，夜間の覚醒排尿の回数，昼間の尿失禁回数，排便回数，および就寝時刻と起床時刻については最低2週間分の記録が必要である．付録の表を参照のこと．
期待膀胱容量 (expected bladder capacity)	年齢から予測される正常膀胱容量（蓄尿可能容量）で，一般に（30 + [年齢 × 30]）mL で計算される（年齢は"年"で計算）．
残尿 (residual urine)	排尿後に膀胱内に残存している尿量．5〜20 mL を超える場合，膀胱の排尿機能の低下が疑われる．

抗利尿ホルモン (antidiuretic hormone：ADH)	ヒトを含む多くの動物でみられるペプチドホルモン．ヒトのADHはarginine-vasopressin(AVP)であり，視床下部で合成され，脳下垂体後葉から分泌される．血中に分泌されたAVPは腎臓の集合管のV$_2$受容体に作用してアクアポリン2を管腔側に移行させることにより水の再吸収を促進する．夜尿症に対する抗利尿ホルモン療法には，AVPの誘導体であるDDAVP(酢酸デスモプレシン 1-deamino-8-D-arginine-vasopressin)を製剤化したものが用いられる．
排尿筋過活動 (detrusor overactivity)	排尿時膀胱尿道造影の造影剤注入時に排尿筋の収縮がみられる場合にこのように呼ぶ．
国際小児禁制学会 (International Children's Continence Society：ICCS)	子どもの夜尿，遺尿，遺糞，便秘など，排尿や排便の異常に関する病態や病因，治療法などを研究する世界最大の学術団体である．2016年の年次集会は初めてわが国(京都)で筆者と滋賀医科大学泌尿器科教授の河内明宏先生が会頭となって主催した．
下部尿路症状 (lower urinary tract symptoms：LUTS)	膀胱の機能は大きく蓄尿機能(尿を溜める)と排尿機能(溜まった尿を体外へ排泄する)に分けられるが，このいずれかの機能に異常が生じた際に現れる諸症状のことで，以下のような症状を指す．1)排尿頻度が過多(1日8回以上)または過少(1日3回以下)，2)昼間尿失禁，3)尿意切迫，4)遷延性排尿(排尿開始困難)，5)腹圧をかけての排尿，6)微弱尿線，7)断続排尿，8)尿こらえ姿勢，9)残尿感，10)排尿後のちびり，11)外性器や下部尿路の疼痛，など．
切迫性尿失禁 (urge incontinence)	不意に尿意が生じ(尿意切迫感)，トイレまで我慢できずに遺尿(尿漏れ)をしてしまうこと．LUTS(→別項目参照)の一つである．
期待膀胱容量 (expected bladder capacity：EBC)	年齢に応じて予測される機能的膀胱容量(最大排尿量)．ICCSでは30＋(年齢[年]×30)mLとしているが，日本人にはやや大きすぎるので，25×(年齢[年]＋2)mLが適切である．
機能的膀胱容量 (functional bladder capacity：FBC)	日中，患者が意識的に最大限，尿意をがまんした上で排尿した際の尿量．10回程度，日を換えて測定した尿量の平均値を採るのが正確である．排尿日誌から計算する．MVV(最大排尿量 maximum voided volume)ともいう．機能的膀胱容量が期待膀胱容量の65％以下の場合には，小さい(過少)と判断する．
注意欠如・多動性障害 (attention-deficit/hyperactivity disorder：ADHD)	年齢あるいは発達に不釣り合いな注意力，および/または衝動性，多動性を特徴とする行動の障害で，社会的な活動や学業の機能に支障をきたすもの．7歳以前に現れ，その状態が継続し中枢神経系に何らかの要因による機能不全があると推定される．2013年に出版されたアメリカ精神医学会の「DSM-5」(「精神疾患の診断・統計マニュアル」第5版)では，診断年齢は7歳から12歳に引き上げられている．2014年に日本精神神経学会により「注意欠陥」が「注意欠如」に改称されたため，日本での正式な診断名は「注意欠如・多動性障害」であるが，注意欠陥・多動性障害という呼称も使用される．

膀胱直腸機能障害 (bladder and bowel dysfunction：BBD)	脊髄疾患による膀胱直腸障害などの明らかな原因がないにもかかわらず，LUTS と排便障害（遺糞[→別項目参照]や便秘など）を併存する状態と定義される．
閉塞性睡眠時無呼吸症候群 (obstructive sleep apnea syndrome：OSAS)	睡眠中に無呼吸・低呼吸を繰り返すもので，日中の眠気をきたし心血管疾患の発症に関与する．上気道の狭小化に起因する．夜間多尿を招き，夜尿を引き起こす可能性がある．原因としては，肥満，扁桃肥大，小顎症，下顎後退などの上気道の解剖学的問題や，加齢や飲酒による筋緊張低下などがあげられる．
便秘 (constipation)	便が滞った，または便が出にくい状態．便秘は病状の期間から「慢性便秘」と「一過性便秘」に，原因から「機能性便秘」と「器質性便秘」に分類されるが，夜尿症の子どもに併存するのはほとんどが「慢性機能性便秘」である．慢性機能性便秘の診断は ROME III の基準（表1-5，付録・表7）に基づいて行うが，夜尿を主訴に受診した患者とその親に「便秘」の認識はないことが多い．
遺糞 (encopresis)	4歳以上の年齢の子どもで，意識的か無意識かを問わず，器質的な疾患がないにもかかわらず不適切な状況で排便してしまうことを指す．
生活指導 (general lifestyle advice)	夜尿症や昼間尿失禁を認める5歳以上の子どもとその保護者に対して行う薬物や夜尿アラームによらない治療の総称．水分の摂取量・摂取方法の指導のみならず，食生活など日常生活で実施可能な尿失禁の予防策．行動療法の一部．
行動療法 (motivational therapy)	生活指導に尿失禁を減らすための排尿方法なども含めた治療法を指す．薬物や夜尿アラームによらない治療の総称．
定時排尿 (timed voiding)	尿意の有無に関係なく一定時間ごと（例：2時間に一度）に排尿すること．昼間尿失禁に対する第一選択の治療方法であり，適切な排尿習慣を身に付けるために有効である．
残尿 (residual urine)	排尿後も膀胱内に残存している尿のこと．排尿障害の所見の一つ．排尿後のカテーテルによる導尿で測定できるが，一般には腹部超音波検査で測定する．「期待膀胱容量の10％以上の残尿量」や「20 mL 以上の残尿量」は残尿過多である．
過活動膀胱 (overactive bladder：OAB)	排尿障害の一つで，成人では「尿意切迫感を有し，通常は頻尿および夜間頻尿を伴い，切迫性尿失禁を伴うこともあれば伴わないこともある状態」と定義される．子どもの OAB の診断基準はないが，カナダのトロント小児病院において開発された小児の排尿異常に関する問診票（DVSS：Dysfunctional Voiding Symptom Score）の日本語版（表1-2，付録・表3）を用いて診断するのが良い．わが国の小学生で10〜20％程度の有病率であると推測される．

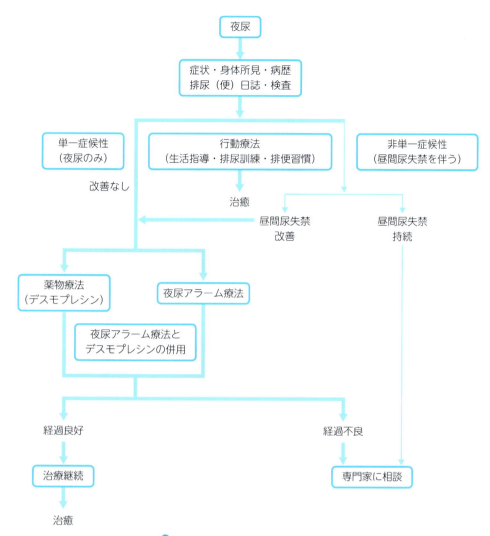

付録 図-1 夜尿症の診療アルゴリズム

(夜尿症診療ガイドライン作成委員会：夜尿症の診療アルゴリズム，夜尿症診療ガイドライン 2016 初版，日本夜尿症学会 編；xv，診断と治療社，2016. より一部改変)

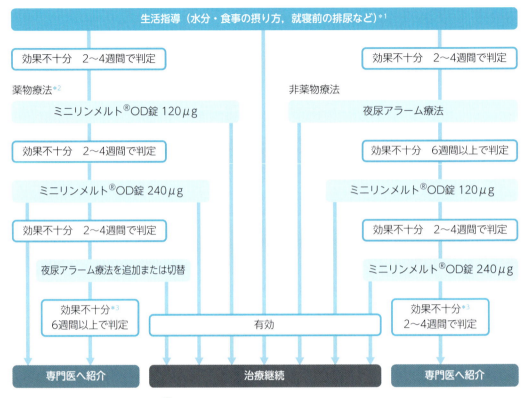

付録 図-2 夜尿症の初期診療フローチャート

筆者注：
* 1 生活指導は治療期間を通じて継続する
* 2 排尿日誌などから多尿タイプであると推察される場合には薬物療法を優先する
* 3 抗利尿ホルモン薬と夜尿アラーム療法の効果不十分例には抗コリン薬を追加可能

（大友義之：外来小児科, 16：346-349, 2013.）

	便の性状	タイプ		形状
	便秘	1	コロコロ便	硬くてコロコロの兎糞状の(排便困難な)便
		2	硬い便	ソーセージ状であるが硬い便
	正常	3	やや硬い便	表面にひび割れがあるソーセージ状の便
		4	普通便	表面がなめらかで軟らかいソーセージ状，あるいはヘビのようなとぐろを巻く便
		5	やや軟らかい便	はっきりしたしわのある軟らかい半分固形の(容易に排便できる)便
	下痢	6	泥状便	境界がほぐれて，ふにゃふにゃの不定形の小片便，泥状の便
		7	水様便	水様で，固形物を含まない液体状の便

付録 図-3 ブリストル式便性状スケール

(O'Donnell LJ, Virjee J, Heaton KW：Detection of pseudodiarrhoea by simple clinical assessment of intestinal transit rate. BMJ, 1990.)

付録 表-1 夜尿を主訴として受診した患者に行う検査とその目的

	検査内容	検査の目的
1)一次検査 (初診時，可能なら全例に行うべき検査)	尿検査(定性，沈渣，比重または浸透圧，尿カルシウム・クレアチニン比)：起床時第一尿で3回行う	夜尿を呈する基礎疾患(糖尿病，尿崩症，尿路感染症，特発性高カルシウム尿症)の除外，および抗利尿ホルモン療法の保険適用(低浸透圧尿：早朝尿比重 ≤ 1.022 または尿浸透圧 ≤ 800 mOsm/kg)の確認
	腹部超音波検査(可能な施設では行うべきだが，右記の疾患を問診や身体所見で除外できれば不要)	夜尿を呈する基礎疾患(潜在性二分脊椎，腎尿路奇形，尿路結石，神経因性膀胱)の除外
2)二次検査 (必要に応じて行うべき検査)	血液検査(腎機能，血糖値，電解質濃度，ADH濃度，浸透圧)	夜尿を呈する基礎疾患(腎機能障害，尿崩症，糖尿病)の除外
	尿培養	夜尿を呈する基礎疾患(尿路感染症)の除外
	腰仙椎X線検査，膀胱尿道造影，膀胱内圧検査，膀胱鏡	夜尿を呈する基礎疾患(潜在性二分脊椎，膀胱尿管逆流などの腎尿路奇形，神経因性膀胱，慢性膀胱炎，尿管異所開口)の除外
	頭部CT，脊髄(特に腰髄・仙髄)MRI，脳波，アプノモニター	夜尿を呈する基礎疾患(脳腫瘍，脊髄係留症候群，てんかん，睡眠時無呼吸症候群)の除外

おねしょのことで受診されるお子様の保護者の方へ

わかる範囲で結構ですので，以下の質問にお答えくだされば，幸いです．

名前：○△　　□男　性別：男，女(いずれかに○を付けてください)　年齢：○歳○ヵ月

- ご家族に小学生になってもおねしょをしていた方はいらっしゃいますか？
  □わからない，□いる　⇒「いる」とお答えの方に伺います．次のどなたですか？
  　　　　　　□きょうだい，□ご両親，□祖父母，□その他(具体的に：　　　　　　　)
- いつ頃オムツがとれましたか？(おしっこが言えるようになった時期です)：＿＿＿歳頃
- 便秘がありますか？また便をもらすことがありますか？：はい，いいえ(いずれかに○を付けてください)
- おねしょの回数はどれくらいですか？　＿＿に数値を入れてください：一晩＿＿回，週＿＿回
- 6ヵ月以上おねしょをしない時期がありましたか？：はい，いいえ(いずれかに○を付けてください)
- 夜尿に対してお母さんはどんなことをしていますか？(あてはまるものをいくつでも)
  □起こす，□しかる，□夜の水分制限，□オムツの使用，□その他(具体的に：　　　　　　)
- 今まで夜尿で他院に受診されたことはありますか？：はい，いいえ(いずれかに○を付けてください)
  「はい」とお答えの方に伺います．どのような治療をされましたか？(あてはまるものをいくつでも)
  □無治療，□水分制限，□薬物治療(お薬の名前：＿＿＿＿＿＿＿＿)，
  □アラーム療法，□その他(具体的に：　　　　　　　　　　)
- お子様の平日の夕食時刻(およびその時の飲水量)，就寝する時刻(および夕食後就寝までの飲水量)，起床時刻について把握しておられればご記入ください．
  夕食時刻：午後＿＿時頃(飲水量：＿＿mL)，
  就寝する時刻：午後＿＿時頃(夕食後，就寝までの飲水量：＿＿mL)，起床時刻：午前＿＿時頃
- 特に医師にお聞きになりたいことはどのような点でしょうか？
  □夜尿症の原因について，□夜尿症の治療について，□その他(具体的に：　　　　　　)

　　　　　　　　　　　　御協力，ありがとうございました．診療の参考とさせていただきます．
　　　　　　　　　　　　　　　　　　　　　関西医大附属病院　小児科外来

付録　図-4　初診時質問票

付録 表-3 子どもの排尿異常診断のための問診票

本アンケートはお子様の日中の排尿の状況と関連事項についての質問です．この1ヵ月間のことを思い出して当てはまる項目に○をつけてください．

お子様のお名前（　　　　　　　）　　　　　記入年月日（平成　　年　　月　　日）

No	症状（最近1ヵ月間の頻度でお答えください）	ほとんどない	半分より少ない	ほぼ半分	ほとんど常に	わからない
①	日中に服や下着がオシッコで濡れていることがあった	0	1	2	3	×
②	（日中に）おもらしをするときは下着がぐっしょりとなる	0	1	2	3	×
③	大便が出ない日がある	0	1	2	3	×
④	強くいきんで大便を出す	0	1	2	3	×
⑤	1,2回しかトイレに行かない日があった	0	1	2	3	×
⑥	足を交差させたり，しゃがんだり股間をおさえたりしてオシッコをがまんすることがある	0	1	2	3	×
⑦	オシッコしたくなると，もうがまんできない	0	1	2	3	×
⑧	お腹に力を入れないとオシッコができない	0	1	2	3	×
⑨	オシッコをするときに痛みを感じる	0	1	2	3	×
⑩	下記のようなストレスを受けることがお子様にありましたか？・弟や妹が生まれた・引っ越し・転校，進学など・学校での問題・虐待(性的・身体的なものなど)・家庭内の問題(離婚・死別など)・特別なイベント(特別な日など)・事故や大きなけが，その他	いいえ(0)			はい(3)	

※判定基準：女児で6点以上，男児で9点以上は"小児排尿異常"と診断する．

原著論文(Farhat W, et al：The dysfunctional voiding scoring system：quantitative standardization of dysfunctional voiding symptoms in children. J Urol, 164(3 Pt 2)：1011-1015, 2000.)を基にして作成された日本語版(今村正明，他：日本語版 DVSS [Dysfunctional Voiding Symptom Score]の公式認証―小児質問票における言語学的問題を中心に―．日本泌尿器科学会雑誌 105：112-121, 2014.)

付録 表-4 排尿日誌

（日中も含めて排尿状態を把握するため，少なくとも2週間は記録してもらう）

○月○日 （○曜日）	午前			午後						午前		
時刻	7:00	9:00	11:00	1:00	3:00	5:00	7:00	9:00	11:00	1:00	3:00	5:00
起床時刻／就寝時刻												
食事の時刻												
飲水量(mL)												
排尿時刻												
排尿量(mL)												
起床時第一排尿量												
がまん尿量(mL)												
尿失禁												
夜尿の時刻（わかれば）												
夜尿量(mL)												

夜間尿量＝夜尿量（夜尿の使用前後のオムツの重量差で計測）と起床時第一排尿量を足したもの，または夜尿をしなかった朝の起床時第一尿の尿量

付録 表-5　ICCSによる治療効果の判定基準

	用語	定義
初期効果 (initial success)	無効(non-response)	治療開始後の夜尿回数の減少率が50%未満
	有効(partial response)	治療開始後の夜尿回数の減少率が50〜99%
	著効(complete response)	治療開始後の夜尿回数の減少率が100%
長期効果 (long-term success)	再発(relapse)	治療中止後1ヵ月で1回以上の夜尿再出現
	寛解維持(continued success)	治療中止後6ヵ月間，「再発(上記)」なし
	完治(complete success)	治療中止後2年間，「再発(上記)」なし

（Paul AF, et al：J Urol, 191：1863-1865.e13, 2014. より筆者訳）

付録 表-6　排便日誌

	記入例	月 日 ( )	月 日 ( )	月 日 ( )	月 日 ( )	月 日 ( )	月 日 ( )	月 日 ( )
排便時間 便性状・量・色 性状 (ブリストルスケール*) 　1. コロコロ 　2. 硬い 　3. やや硬い 　4. 普通 　5. やや柔らかい 　6. 泥状 　7. 水様 量 　① 付着 　② 母指頭大 　③ 手掌大 　④ 手掌大×2 　⑤ それ以上 色 　白 　茶 　黄色 　黒 　血液/粘液付着など	10時 5 ② 茶	時	時	時	時	時	時	時
	13時 3 ④ 茶	時	時	時	時	時	時	時
	15時	時	時	時	時	時	時	時
	19時	時	時	時	時	時	時	時
	21時	時	時	時	時	時	時	時
排便ケア　浣腸	○							
酸化マグネシウム	○							
ピコスルファートナトリウム								
その他	腹部マッサージ							

＊付録　図-3 参照

付録 表-7　子どもの慢性機能性便秘症の国際診断基準（Rome Ⅲ診断基準）

乳幼児：4歳未満の子どもでは，以下の項目の少なくとも2つが1ヵ月以上あること

1. 1週間に2回以下の排便
2. トイレでの排便を習得した後，少なくとも週に1回の便失禁
3. 過度の便の貯留の既往
4. 痛みを伴う，あるいは硬い便通の既往
5. 直腸に大きな便塊の存在
6. トイレが詰まるくらい大きな便の既往

随伴症状として，易刺激性，食欲低下，早期満腹感などがある．大きな便の排便後，随伴症状はすぐに消失する．乳児では，排便が週2回以下，あるいは硬くて痛みを伴う排便で，かつ診断基準の少なくとも1つがある場合，便秘とみなされる．

小児・学童：発達年齢が少なくとも4歳以上の子どもでは，以下の項目の少なくとも2つ以上があり，過敏性腸症候群の基準を満たさないこと

1. 1週間に2回以下のトイレでの排便
2. 少なくとも週に1回の便失禁
3. 便をがまんする姿勢や過度の自発的便の貯留の既往
4. 痛みを伴う，あるいは硬い便通の既往
5. 直腸に大きな便塊の存在
6. トイレが詰まるくらい大きな便の既往

診断前，少なくとも2ヵ月にわたり，週1回以上基準を満たす

（小児慢性機能性便秘症診療ガイドライン作成委員会：定義と分類．小児慢性機能性便秘症診療ガイドライン 初版，日本小児栄養消化器肝臓学会・日本小児消化管機能研究会 編，15，診断と治療社，2013．）
＊Rome Ⅳでは4歳以上でも「少なくとも1ヵ月」となった．

付録 表-8 小児慢性機能性便秘症の維持治療に使用される薬剤とその小児投与量

	一般名	製品名	添付文書に記載のある小児投与量
浸透圧性下剤	ラクツロース	モニラック	小児便秘症の場合，通常 1 日 0.5〜2 mL/kg｛ラクツロース($C_{12}H_{22}O_{11}$）として 325〜1,300 mg/kg｝を 3 回に分けて経口投与．投与量は便の性状により適宜増減する．
	酸化マグネシウム	酸化マグネシウム	記載なし
	水酸化マグネシウム	ミルマグ	記載なし
刺激性下剤	ピコスルファートナトリウム	ラキソベロン	小児に対しては 1 日 1 回，経口投与する．なお，年齢，症状により適宜増減する． | 年齢	投与量
---	---
6 ヵ月以下	2 滴(0.13 mL)
7〜12 ヵ月	3 滴(0.20 mL)
1〜3 歳	6 滴(0.40 mL)
4〜6 歳	7 滴(0.46 mL)
7〜15 歳	10 滴(0.67 mL)	
	センノシド A・B	プルゼニド	記載なし
	ビサコジル	テレミンソフト	ビサコジルとして，通常 1 回，乳幼児は 2 mg を，1 日 1〜2 回肛門内に挿入する．なお，年齢，症状により適宜増減する
	炭酸水素ナトリウム・無水リン酸二水素ナトリウム	新レシカルボン	記載なし
浣腸	グリセリン	グリセリン浣腸	乳児は慎重投与（過量になりやすい）．年齢により適宜増減する

（日本小児栄養消化器肝臓学会・日本小児消化管機能研究会 編．小児慢性機能性便秘症診療ガイドライン．初版，56，表 11-1，診断と治療社，2013．より改変）

索引

あ

アクチグラフ ……………………… 59
アドバイス ………………………… 35
アドヒアランス ……………… 88, 103
アトモキセチン …………………… 86
アプノモニター ……………… 12, 111
アラーム …………………………… 45
アラームセンサー ………………… 71
アレルギー疾患 …………………… 97
アレルギー性鼻炎 ………………… 39

い

異所性尿管開口 …………… 79, 106
一次検査 …………………… 12, 111
一次性のMNE …………………… 99
一次性夜尿症 …………… 4, 84, 106
1日飲水量 ………………………… 30
一般尿検査 ………………………… 26
遺尿 ………………………… 106, 107
遺糞 …………………… 14, 61, 72, 108
飲水制限 ………………………… 103

え・お

塩分 ………………………………… 55
オーバーラーニング ……………… 46
オキシブチニン …………………… 41
おねしょカレンダー ……………… 55
オムツ ……………… 14, 58, 59, 68
親 …………………………… 22, 24
　──の気持ち ………………… 23
　──の認識 …………………… 24
親子関係 …………………………… 24

か

外陰部所見 ………………………… 19
過活動膀胱 ……………… 15, 80, 108
学習障害 …………………………… 85
覚醒障害 ………………………… 3, 5
画像検査 …………………………… 21
家族 ………………………………… 23
家族関係 …………………………… 8
家族集積性 ……………………… 4, 13
家族歴 ……………………………… 13
学校 ………………………………… 36
合宿 ………………………… 99, 100
下部尿路症状 …………… 4, 26, 107
間欠的尿失禁 ……………… 77, 106
患者への接し方 …………………… 21
浣腸 ……………………………… 117
漢方薬 ……………………………… 48

き

器質的疾患 ………………………… 28
起床時第一尿 ……………………… 19
期待膀胱容量
　…………… 43, 63, 68, 73, 81, 106, 107
機能的・物理的膀胱容量 ………… 95
機能的膀胱容量 ………… 32, 93, 107
強制覚醒排尿 ……………………… 24
記録 ………………………………… 22

け

血液検査 …………………… 12, 111
血液脳関門 ………………………… 38
原因遺伝子 ………………………… 4
言語理解指標 ……………………… 84

こ

高カルシウム尿症 ………………… 21
口腔内崩壊錠 ……………………… 37
高血圧 ……………………………… 17
抗コリン薬 ……………… 36, 40, 80
行動療法 ………… 12, 23, 28, 80, 108
抗利尿ホルモン …… 4, 57, 65, 107
抗利尿ホルモン製剤 ……………… 38
抗利尿ホルモン薬 ………………… 37
抗利尿ホルモン療法 ………… 81, 100
コード型 …………………………… 45
国際小児禁制学会 …………… 2, 107
ご褒美 ……………………… 55, 62
コンサータ® ……………………… 86

さ

最大排尿量 ………………… 32, 107
再発率 ……………………………… 40
酢酸デスモプレシン製剤 …… 37, 38
坐薬 ……………………………… 117
三環系抗うつ薬 …………… 36, 42
"3ない"指導 ……………………… 58
残尿 ………………………… 79, 106, 108

し

刺激性下剤 ……………………… 117
自然消失率 ………………………… 57
自然治癒 …………………………… 6, 58
持続的尿失禁 ……………… 79, 106
自尊心 ……………………………… 7
質問票 …………………………… 112
修学旅行 …………………… 12, 39
宿泊行事 ………………… 12, 36, 39

さ

小学校入学前 …………………… 54
小児投与量 ………………… 96, 117
小児排尿異常 ………………… 113
小児慢性機能性便秘症 …… 96, 117
小児慢性機能性便秘症
　診療ガイドライン …………… 91
初期診療フローチャート … 31, 110
食生活 ……………………… 20, 34
初診 ……………………………… 55
徐放性メチルフェニデート …… 86
処理速度指標 …………………… 84
心因性多飲 ……………………… 15
腎機能障害 ……………………… 12
神経因性膀胱 …………………… 12
診察 ……………………………… 11
身体診察 …………………… 17, 26
浸透圧性下剤 ………………… 117
浸透圧利尿 ……………………… 66
腎尿路奇形 ……………………… 12
心房性ナトリウム利尿ペプチド
　………………………………… 19
信頼関係 ………………………… 23
心理 ……………………………… 7
心理的要因 ……………………… 18
診療 ……………………………… 11
　── アルゴリズム ……… 28, 109
　── 時間 ……………………… 23

す

水分 ………………………… 55, 62, 64
水分摂取 …………………… 30, 100
水分摂取制限 …………………… 82
睡眠依存性ホルモン …………… 57
睡眠時無呼吸症候群 …………… 12
睡眠障害 ………………………… 86
睡眠の質 ………………………… 5
水利尿 …………………………… 66
ストラテラ® ………………… 86, 87

せ

生活指導
　………… 22, 28, 30, 100, 101, 108
生活習慣 ………………………… 23
生活歴 …………………………… 54
精神的ストレス …………… 4, 17, 23
精神的ダメージ ………………… 7
成長障害 ………………………… 17
脊髄 ………………………… 12, 111
脊髄 MRI 検査 ………………… 21
脊髄係留症候群 ………………… 12
積極治療 ………………… 28, 63, 69
積極的治療 ……………………… 36
切迫性尿失禁 ……………… 41, 107
説明例 …………………………… 25
遷延性排尿 ……………………… 5, 9
全検査 IQ ……………………… 84
潜在性二分脊椎 ………………… 12

た・ち

単一症候性夜尿症 ………… 4, 106
知覚推理指標 …………………… 84
蓄尿機能 …………………… 4, 107
知能検査 ………………………… 84
注意欠陥・多動性障害 ……… 107
注意欠如・多動性障害
　…………………… 14, 83, 84, 107
昼間尿失禁 ………… 77, 79, 95, 96
中途覚醒 ………………………… 55
超音波検査 ……………………… 91
腸内細菌叢 ……………………… 97
腸内フローラ …………………… 97
治療 ……………………………… 28
治療意欲 …………………… 8, 21, 22
治療効果 ………………………… 46
　── の判定基準 ……………… 31
治療モチベーション …………… 22
治療歴 …………………………… 15

て

定時排尿 …………………… 56, 108
低ナトリウム血症 ……………… 40
低膀胱容量 ………………… 69, 70, 74
デスモプレシン・スプレー 10
　協和® …………………… 37, 65
デトルシトール® ……………… 41
てんかん ………………………… 12
点鼻薬 …………………………… 37

と

糖尿病 …………………………… 12
頭部 CT ……………………… 12, 111
特発性高カルシウム尿症 ……… 12
トルテロジン …………………… 41
トロント式機能障害的排尿症状
　スコア ………………………… 91

な・に

難治性夜尿症 …………… 99, 103
二次検査 …………………… 12, 111
二次障害 ………………………… 8
二次性夜尿症
　…………… 4, 15, 17, 18, 91, 106
二段排尿 ………………………… 79
日中の排尿回数 ………………… 68
日本語版 DVSS ……………… 113
入院治療 ………………… 101, 103
尿管異所開口 …………………… 12
尿検査 ……………………… 12, 19, 111
尿こらえ ………………………… 6
尿失禁 ……………………… 19, 106
尿培養 ……………………… 12, 111
尿崩症 …………………………… 12
尿漏れパッド …………………… 36
尿量 …………………………… 107
尿路感染症 ……………………… 12
尿路結石 ………………………… 12

の

濃縮力障害 …………………………… 17
脳腫瘍 ………………………………… 12
脳波 …………………………… 12, 111

は

排尿 …………………………………… 56
　──異常診断 ……………… 16, 113
　──機能 …………………… 4, 107
　──筋過活動 ……………… 4, 107
　──訓練 …………………………… 32
　──姿勢 ………………………… 103
　──指導 ………………………… 103
　──自立時期 …………………… 14
排尿日誌 …… 22, 26, 35, 61, 62, 63,
　　　　64, 68, 73, 79, 100, 106, 114
排尿反射抑制神経回路 ……………… 43
背部所見 ……………………………… 19
排便 …………………………… 14, 94
排便障害 ……………………………… 33
排便日誌 ………………… 34, 91, 115
バソプレシン ………………………… 37
バソプレシン受容体 ………………… 38
発達障害
　………… 14, 61, 72, 83, 84, 88, 97
バップフォー® …………………… 41, 80
母親 …………………………………… 58

ひ

冷え …………………………………… 32
冷え対策 ……………………………… 56
ピコスルファートナトリウム ……… 92
ピスコール® …………………… 69, 74
非単一症候性夜尿症 ……… 4, 77, 106
非頻回 ………………………………… 14
肥満児 ………………………………… 20
病因 …………………………………… 3
病態 …………………………………… 3

病歴聴取 ……………………… 11, 26
頻回 …………………………………… 14
頻度 …………………………… 7, 14

ふ

副作用 ………………………………… 42
腹部エコー所見 ……………………… 55
腹部所見 ……………………………… 19
腹部単純X線写真 ………………… 90, 91
腹部超音波検査 ………… 12, 21, 26, 111
腹部超音波検査所見 …………… 90, 94
服薬アドヒアランス ………………… 64
服薬管理 ……………………………… 103
不注意型 ……………………………… 84
ブリストル式便性状スケール
　………………………………… 91, 111
プロバイオティクス ………………… 35
プロピベリン ………………………… 41

へ

閉塞性睡眠時無呼吸症候群
　……………………………… 17, 20, 108
併存症 ………………………………… 19
併用 …………………………… 100, 101, 102
便塊 …………………………… 19, 89, 90
便塞栓除去療法 ……………… 91, 93, 96
便秘 …………………… 14, 21, 32, 61, 72,
　　　　　　　　　　89, 94, 95, 108
便秘症 ………………………… 91, 95

ほ

膀胱機能障害 ………………………… 6
膀胱鏡 …………………………… 12, 111
膀胱訓練 ……………………………… 32
膀胱蓄尿量 …………………………… 3
膀胱直腸機能障害 …………… 14, 108
膀胱内圧検査 …………………… 12, 111
膀胱尿道造影 …………………… 12, 111

補完代替医療 …………… 47, 48, 102
保険適用 ……………………………… 37
保護者 …………………… 11, 15, 71
　──への接し方 ………………… 21
母乳栄養 ……………………………… 97
ポラキス® …………………………… 41

ま・み

慢性機能性便秘 ……………… 14, 33, 108
慢性機能性便秘症 ……………… 33, 116
ミニリンメルト®OD錠
　………… 37, 64, 65, 75, 81, 101

め・も

メンタルヘルス ………………… 6, 7
モチベーション ……………… 73, 103
問診 …………………………………… 11
問診票 ………… 12, 13, 16, 78, 92, 113

や

夜間覚醒 ……………………………… 44
夜間睡眠中 …………………… 44, 106
夜間多尿 ………………… 3, 20, 65, 106
夜間尿量 ………………………… 3, 62, 63
夜間頻尿 ………………………… 3, 106
薬物治療 …………………………… 28, 85
薬物療法 ……………………………… 36
夜尿 …………………………… 2, 3, 106
　──の消失 ……………………… 4
夜尿アラーム …………………… 47, 71
夜尿アラーム療法
　……… 43, 44, 45, 69, 70, 87, 100
夜尿回数 ……………………………… 29
夜尿症 ………………………… 2, 77, 106
夜尿症治療 …………………………… 88
夜尿対策の3原則 …………………… 25
夜尿量 ………………………… 62, 64

ゆ・よ

有効率 ……………………………… 71
夕食 ………………………………… 54
有病率 ……………………… 2, 6, 7, 9, 12
腰仙椎 X 線検査 ………………… 12, 111

ら・り・わ

ラキソベロン® 内用液 ……………… 92
利尿効果 …………………………… 55
利尿作用 …………………………… 15
林間・臨海学校 …………………… 39
ワーキングメモリー指標 …………… 84
ワイヤレス型 ……………………… 45

欧文

ADHD ……………… 14, 84, 85, 86, 88
BBD ………………………… 14, 33
DDAVP ……………………… 65, 107
DVSS ………………………… 91, 108
FSIQ …………………………… 84
Hinman（ヒンマン）症候群 ……… 18
ICCS …………………………… 2
──の判定基準
 ………… 62, 69, 74, 81, 114
LD ……………………………… 85
LUTS …………………… 4, 5, 15, 78
MNE …………………… 4, 60, 84
MRI ……………………… 12, 111
MVV …………………………… 32
NMNE ………………… 4, 5, 78
OAB …………………………… 15
OSAS ……………………… 17, 20
PRI ……………………………… 84
PSI ……………………………… 84
QOL …………………………… 7, 8
VCI ……………………………… 84
WISC-Ⅳ ………………………… 84
WMI …………………………… 84

小児科医が知っておきたい夜尿症のみかた

2018年4月19日　1版1刷　　　　　©2018
2021年6月10日　　　3刷

著　者
　かね　こ　かずなり
　金子一成

発行者
　株式会社　南山堂　代表者　鈴木幹太
　〒113-0034　東京都文京区湯島4-1-11
　TEL 代表 03-5689-7850　　www.nanzando.com

ISBN 978-4-525-28161-8

JCOPY　〈出版者著作権管理機構 委託出版物〉
複製を行う場合はそのつど事前に(一社)出版者著作権管理機構(電話03-5244-5088,
FAX 03-5244-5089, e-mail: info@jcopy.or.jp)の許諾を得るようお願いいたします.

本書の内容を無断で複製することは，著作権法上での例外を除き禁じられています．
また，代行業者等の第三者に依頼してスキャニング，デジタルデータ化を行うことは
認められておりません．